交好"孕"

优生优育
中西医全攻略

写给中国夫妇的优生优育指导书

主　编　孙建明　毛剑敏

副主编　严　骅　梁世佳

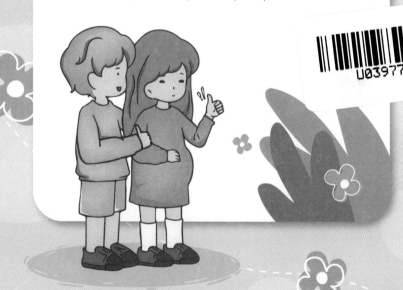

U0397703

中国出版集团有限公司

世界图书出版公司
上海　西安　北京　广州

图书在版编目(CIP)数据

交好"孕":优生优育中西医全攻略 / 孙建明,毛
剑敏主编.—上海:上海世界图书出版公司,2024.8
ISBN 978-7-5232-1230-1

Ⅰ.①交… Ⅱ.①孙… ②毛… Ⅲ.①优生优育—基
本知识 Ⅳ.①R169.1

中国国家版本馆 CIP 数据核字(2024)第 066527 号

书　　名	交好"孕"—— 优生优育中西医全攻略	
	Jiao Hao"Yun"—— Yousheng Youyu Zhongxiyi Quan Gonglüe	
主　　编	孙建明　毛剑敏	
出 版 人	唐丽芳	
责任编辑	陈寅莹	
封面设计	彭　亮	
出版发行	上海世界图书出版公司	
地　　址	上海市广中路 88 号 9-10 楼	
邮　　编	200083	
网　　址	http://www.wpcsh.com	
经　　销	新华书店	
印　　刷	杭州锦鸿数码印刷有限公司	
开　　本	787mm × 1092mm　1/16	
印　　张	5.75	
字　　数	100 千字	
版　　次	2024 年 8 月第 1 版　　2024 年 8 月第 1 次印刷	
书　　号	ISBN 978-7-5232-1230-1/R·728	
定　　价	58.00 元	

编委名单

主　编

孙建明　毛剑敏

副主编

严　骅　梁世佳

编　委

（以姓名拼音排序）

陈鹏辉　郭石帅　韩文均　何赛飞

梁博闻　刘　鹏　王俊博　於全要

袁泽焕

序

在当下这个飞速发展的年代，医学知识的传播和普及，对于提高公众的健康意识和生活质量，具有不可估量的时代价值和历史价值。

由孙建明教授等倾心倾情编写的《交好"孕"——优生优育中西医全攻略》一书我有幸先睹为快。本书集科学性、实用性、教育性于一体，不失为一部当今亟需的科普力作。

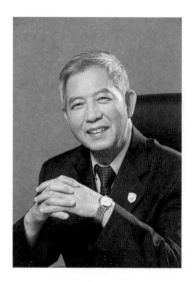

陆金根

我是海派中医"顾氏外科"流派的第四代传人，师承顾伯华教授。长期以来，受中医前辈先贤学术观点、学术思想、专业品行的熏陶，对中医学，我力主"以中为主，衷中参西"，并在医教研工作中深入践行。

今受孙建明教授之托，为本书撰写序言，我深感荣幸，却之不能，故而勉力撰之。

生育，作为人类社会繁衍延续的基本要素，自古以来就受到人们的高度重视，然而，随着现代生活节奏的加快和环境变化的影响，越来越多的家庭面临生育难题，且有相当程度的困扰性。世界卫生组织指出，全球约有17%的夫妇受到不孕不育的困扰。这一现象不仅关系到家庭的幸福，也关系到社会有序良性可持续发展。

1

孙建明教授等以其扎实的医学知识和丰富的临床经验，为我们提供了一本全面、深邃、实用的优生优育指南。书中不仅涵盖了男性和女性的生育健康知识，还详尽地阐述了中西医在优生优育方面的理论和实践，为读者提供了有据可循、贴切现实的科学指导和帮助。

中医在调理身体、预防疾病方面具有无可比拟的独特优势。中医学强调的是整体观，推崇的是辨证论治，注重的是调和阴阳五行平衡，从而使人的身体机能处于最佳状态。

而西医则是侧重于疾病的精准诊断和治疗，强调疾病的实证性。在优生优育的专业上，中西医学，既各具优势与长处，也各有局限与不足。然而，孙建明教授等在本书的表述中，精妙地将中西医学的理念和方法有机有序地结合叠加，相得益彰，为读者提供了全面、科学的指导，随之而至的即是更为有效。

本书不仅详尽介绍了中医学在调理身体、改善生育能力方面的独特方法，如温灸、食补等；更结合了西医学的检查和治疗举措，如精液常规分析、DNA碎片指数检测等。这种将中西医学优势长处结合的方式，既充分发挥了中医的整体调理优势，又运用了西医的精准诊断和治疗方法，为优生优育提供了科学、有效的诊治方案。

此外，书中还罗列了许多真实案例，从而让读者能更加直观地了解优生优育的过程和方法。这些案例的分享，不仅增加了可读性和实用性，显现了学术价值，也更体现了以孙建明教授为代表的医者的仁心境界和职业情操。

我是一名已有52年医龄的中医人，作为全国名老中医传承工作的导师，我深感中医学传承的重要性，以及传承所具有的深远意义。

已经历了数千年的中医学，凝聚了中华民族的智慧与文化，传承好中医学，不仅是对古老智慧与文化的尊重，也更是对中医学未来可持续发展这一基石的维护和充实。同时，创新是中医学发展的生命力，我们务必且理应在继承传统的基础上，充分运用并结合现代科技，更好地有效地不断探索和创新，让传承千载的中医学在新时代焕发新的活力，更好地服务于人类健康、社会文明与和谐。孙建明教授等在书中所展示的中西医结合的理念和实践，为我们提供了宝贵的经验和启示。我坚信这本书的出版发行，一定能够帮助更多的家庭理解优生优育的重要性，进而为人类社会和优质发展奉献出每一个家庭的能量。

在此，我衷心祝愿即将付梓出版的《交好"孕"——优生优育中西医全攻略》发行后能广为流传，造福更多的家庭。

同时，我也期待与孙建明教授及其团队在中西医结合这条大道上继续探索、前行，携手为人类的健康和幸福奉献力量。

上海市名中医、上海工匠

2024年7月8日

前　言

　　生孩子，自古以来都不是一件小事，它像是我们人生中一块必不可少的拼图，涉及家庭、社会、身体、心理等方方面面。你无法确定何时何地可补全这块拼图，但你依然希望能够缜密规划，以求最好。

　　根据世界卫生组织（WHO）的最新调查，不孕不育的发病率高达17%，每6个家庭中就有1个存在不孕不育的问题。注重生育力评估，做好生育力保存是我们一直在做并且一直要做下去的事情。《交好"孕"——优生优育中西医全攻略》是一本写给即将准备备孕或者正在遭受不孕不育困扰的家庭，希望给到他们一些正确的生理及医学科普知识，愿他们能在最好的年龄，怀上最健康的宝宝。

　　本书主要从四个版块由浅入深探讨如何优生优育，第一章精道曲折，从男方角度，阐述备孕前男性需要做的准备、精子及相关检查以及相应问题的解决和解读，帮助男性读者了解自己，提高自己。第二章"备"得好"孕"，基于女方备孕的角度，从中医调摄、生活方式、孕前检查等方面给予准妈妈们建议，祝愿每位准宝妈"备"得好孕。第三章漫漫求子，着重讲述一些备孕夫妇的经验和夫妻双方需要注意的问题，须知在生育一事中，男女双方均需有所付出。最后一章终得好"孕"，是对准宝妈和准宝爸们的美好祝愿，愿所有付出终有所得。

　　由于编者能力有限，虽数稿审校，但书中不当之处仍在所难免。如此，敬请谅解！

编　者

2024年6月27日

目　录

第一章　精道曲折

第二章　"备"得好"孕"

第三章　漫漫求子

第四章　终得好"孕"

第一章

精 道 曲 折

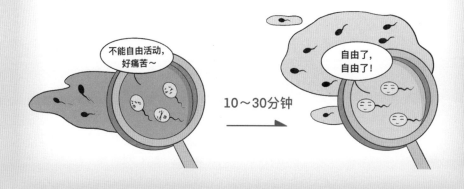

小故事

　　小蝌跟小蚪正在竞赛，小卵在终点拉着横幅等着冠军冲来，小卵很疑惑怎么半个小时了还不见他们两个的身影呢？久等不到，就去路上寻寻看，定睛一看这个小蝌和小蚪正在气喘吁吁的在半路上挪呢，小卵询问他们："你们怎么这么慢呢。"小蝌边喘气边回答说："不知道为什么啊，今天跑起来感觉空气都变黏稠了，跑起来阻力好大，哎哟，再让我歇会。"小蚪接过话说："是啊，平时我训练的时候这段路程怎么30分钟也到达终点了，今天都1小时了，还没看见终点呢，哼，换个环境我肯定比小蝌快到终点。""尽吹牛，我是A级精子，你是B级精子，我肯定比你快，如果空气不是那么黏稠的话，我10多分钟就能跑完全程。"小蝌如是说道。小卵见状，赶忙说，你们都别吵了，赶紧搞清楚发生了什么了，怎么大家都跑不动了呢？

　　那么是什么原因导致了小蝌和小蚪速度变慢了呢？

精液不液化，阻碍精子奔向卵子的"元凶"

生命的诞生是一个非常神奇的过程。当一支由健康而强壮的精子组成的队伍遇到一个健康的卵子时，其中最强健、最有活力、速度最快的"幸运儿"才有机会与卵子融合。它们会融合成受精卵，并进一步发育成为胚胎和胎儿。只有最健康的精子才能确保胎儿的健康发育。而精子是男性延续家族血脉的最重要媒介，各项表现最为出色的精子，才有资格继续传递生命的火炬。

1. 什么叫精液不液化？

正常的精液射出体外后，会迅速凝固成半固体的凝胶状态，也称为胶冻状。经过10～30分钟，精液就液化成水样液体，这个过程就是精液的液化，这种现象属正常的生理现象（图1-1）。然而，一些男性的精液可能会出现不液化的情况，即使过了1个小时甚至更长时间，仍然保持着凝胶状态。这种情况在医学上被称为精液不液化。一旦精液不液化，精子就会被困在凝胶中，无法自由移动并前往受精卵的位置完成授精，对男性生育能力造成不利影响。

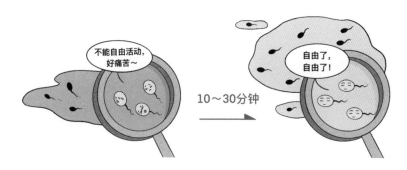

图1-1　精液液化

根据医学分析，精液液化是由精囊腺产生的凝固蛋白和前列腺产生的液化因子共同作用的结果。凝固蛋白能够使得精液在射出体外后很快形成凝胶状态，而液化因子则能够在一段时间后分解凝固蛋白，使得精液液化成为水样液体。正常情况下，凝固蛋白和液化因子处于平衡状态，使得精液能够正常液化。如果凝固蛋白和液化因子之间的平衡被打破，就可能导致精液液化异常。

2. 不液化的原因

在男性不育患者中，精液不液化是最为常见的原因。据统计，由于精液不液化导致的男性不育患者占比为2.51%～42.65%，而这个比例还在逐年上升。精液不液化的原因十分复杂，涉及多个器官，多种疾病和功能异常，如果出现精液不液化症状，应尽早就医，寻找适合自己的治疗方案，以提高生育能力。

（1）前列腺和精囊疾病。前列腺和精囊疾病是导致精液不液化的主要原因。前列腺和精囊分泌的物质参与了精液的凝固和液化过程，其中精囊产生的凝固因子可以引起精液凝固；而前列腺产生的蛋白分解酶、溶纤蛋白酶等液化因子则有助于精液液化。如果精囊或前列腺发生炎症，就会影响这些物质的分泌，导致凝固因子增多或液化因子减少，从而引起精子不液化症。

（2）精索静脉曲张。当精索静脉发生曲张或回流不畅，可能会导致前列腺等附属性腺功能紊乱。精索静脉曲张不仅会使精液中精子数量减少、活力下降、形态异常，还可能睾丸内分泌功能，导致睾酮分泌减少，从而进一步影响精子的质量和数量。精索静脉回流受阻则会导致前列腺等附属性腺功能紊乱，使前列腺分泌的液化酶减少，两者共同作用导致精液不液化的发生和发展。

（3）支原体、沙眼衣原体、淋球菌感染。病原微生物的感染可能会影响到附属性腺功能，尤其是前列腺的功能。如前列腺炎症等，导致前列腺分泌液化因子减少，影响精液的液化能力和精子的活动能力。需保持良好的个人卫生习惯、规律的生活作息和均衡的饮食，从而有效预防这些感染的发生。

（4）缺乏微量元素。身体缺乏微量元素，同样会造成精液不液化。锌元素在男性生殖健康中起着重要作用，既参与了精子的成熟和发育过程，同时也是前列腺液的重要成分之一。如果缺乏锌元素，会影响精子的数量和质量，同时也可能导致精液不液化。平时多注意补充含锌元素丰富的食物，如多吃一些生蚝、瘦肉、坚果、鸡蛋、豆类等，可以在一定程度上治疗精液不液化。

3. 精液不液化有什么症状？

精液不液化会限制精子的活动，减缓或者抑制精子进入子宫腔受精，从而影响到受孕和生育。同时，精液黏稠度增高，影响精子活力和存活率，降低精子穿透宫颈黏液的能力，使精子难以与卵子结合。

精液不液化的症状包括精液黏稠、精液量比正常情况多或少、阴部和小腹疼痛等。

精液黏稠：精液颜色发黄，质地黏稠，精液射出后会呈现胶冻状、片状、团状等状态。

精液量较少：患者性欲旺盛但易早泄，精液量较少。患者会常感头晕耳鸣，并伴有失眠、口干目涩、舌苔红薄等症状。

 小贴士

西医角度上主要通过补充微量元素来改善精子生成、运输的微环境；中医中药是在临床中通过整体观念辨证施治，并针对前列腺炎、精囊炎等疾病以清热利湿、活血化瘀等治疗。临床治疗发现绝大多数精液不液化患者均可得到良好改善；生活上主要从健康饮食、补充优质蛋白质、补锌补硒、坚持锻炼等方面改善。

最后请记住不要乱用药，有些不育症患者久治不愈，产生病急乱投医的想法，轻信江湖偏方，花冤枉钱不说，有些药物对男性生精功能反而会造成破坏。因此，发现精液不液化后，首先要去接受正规的检查，明确病因再认准治疗方向，平时多了解一些健康知识，避免上当受骗，延误病情。

反复流产、早产与男性精子质量有关

有些夫妻为了能够有个孩子而苦苦寻找方法，而有些夫妻则因为妻子频繁怀孕而犯愁——并不是因为他们不想要孩子，而是尽管多次受孕，却一个也无法"瓜熟蒂落"。

一些较为明智的男性开始反思：是不是哪儿出了问题。于是，在医院，就出现了下面这一幕：

怀一次，流一次，每次怀，每次都留不住。比起无法怀孕，习惯性流产导致的心理压力更大，怕以后更难生宝宝了。

"医生，我老婆身体检查都正常，这个习惯性流产，是不是跟我有关系？"

那么，反复流产的原因究竟与男性有没有关系呢？答案是肯定的，如果男性生殖系统出现问题，如精液质量不佳、精子数量不足、染色体异常等，也可能会导致女性习惯性流产。

所谓反复流产，是指连续两次或两次以上自然流产行为，中医叫"胎不稳""滑胎"等。

在医学并不发达的过去，人们大多认为"滑胎"是女方的原因，或至少与女方的关系比较大，但是"男女媾精，万物化生"，中医很早就认识到，女方受孕后胎动不安、胎不稳，甚至出现滑胎现象，这些情况的发生可能与男方也有关系。

明朝名医张景岳说过："夫禀赋为胎元之本，精气之受于父母者是也"，所以"父母强者，生子亦强。父母弱者，生子亦弱"。他认为父母的身体强壮，精气就足，胎儿也会更为健壮一些；反之，如果父母身体虚弱，精气相对不足，胎儿状况则会较差，甚至可能胎死腹中。

清代名医陈士铎曾指出，"夫精必贵纯，湿气杂于精中，则胎多不育，即子成形，生来亦必夭殇，不能永寿者也"，意思是说肾精必以精纯为贵，如果有湿气等病邪混杂于肾精中，那么受孕以后，很难发育成熟，极容易流产；即使胎儿成形，出生后由于体弱，容易生病，严重的还可能夭折。

所谓"肾精"，即肾之精气，是肾的先天之精及后天之精的合称，这也是决定男性生育的关键，影响着生育的质量，即胎儿时期和孩子出生后的健康。一言以概之，"肾精"的各种病变就是男性引起女方反复流产的罪魁祸首。

肾精不纯、肾精不足，则会导致"胎多不育"，这是中医对精子质量重要性的阐述，除了湿气混杂于肾精而致肾精不纯、不足之外，瘀血、痰浊也是常见原因。中医用来补肾填精的经典药方是"五子衍宗丸"，此外还可以根据自身情况进行食补，如食用紫河车、鹿角胶、鱼鳔胶等，补肾填精。通过中医的方式来治疗，时间跨度较长，一般需要几个月甚至半年的时间。而这些药物滋补、油腻，食用过多则伤脾胃气机运行，因此同时还要注意服用健脾胃的药物，改善脾胃动力。

从现代医学来看，一旦出现精液异常，都可能会导致女性反复流产，精液异常主要表现在精液量的减少、液化异常、精子数量和质量的降低，包括精子数量的减少（少精）、精子活力的降低（弱精）、正常形态精子的百分比降低（畸精）等。这些异常与复发性流产的风险密切相关，尤其是少弱畸形精子症更为常见。

实验数据显示，更加细微的精液异常如精子DNA损伤、男性Y染色体微缺失、精液精浆生化的变化，各种酶如α葡糖苷酶含量、酸性磷酸酶含量、弹性蛋白酶含量、头及尾部畸形精子百分率占比等情况，均会影响到精子的质量，异常情况则会导致女性的复发性流产。

就目前的研究来看，已有数据证明，男性精子DNA的完整性与反复流产之间存在着明显的关联。DFI（DNA碎片率）超过30%被认为是导致妊娠丢失的重要风险因素。

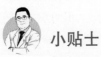 小贴士

　　精子DNA碎片，指精子在形成过程中受到有害因素的影响从而对完整的DNA造成损伤，形成碎片化的DNA小片段。DFI，即DNA链发生断裂的精子占全部精子的百分比。临床中许多患者不能理解DFI是什么意思，这里打个比方，双链的DNA好比一个云梯，这个云梯藏身在天上云中，没有办法直接观看这个梯子的好坏，但可以通过观察地下梯子碎屑的多少来推算云梯的完整性，如果碎屑很多说明梯子完整性差。DFI亦是如此，如果DFI＞30%，那么说明精子DNA完整性较差，这时候就需要去医院就诊，可能需要配合药物治疗。

男性不育症的确诊与检查

根据世界卫生组织的定义，夫妻双方在婚后未采用任何避孕措施的情况下，规律性生活1年以上，因男方的因素而导致女方无法自然受孕，称为男性不育症。从中医角度来看，"无子""艰嗣"均为这类病症的范畴。据统计，约有15%的夫妇会在1年内未能实现自然受孕而去寻求药物治疗，这其中，又有一半左右是由男性精子异常所引发的不育症。

男性不育症的病因复杂，通常由多种因素共同引起，因此进行必要的检查来确诊，对于不育症患者而言至关重要。

1. 专科体检

由临床医师负责，主要关注泌尿生殖器官的发育情况。具体包括以下方面：阴毛的分布情况及其发育情况，阴茎是否存在异常，睾丸和附睾的大小、质地和位置是否正常，阴囊是否空虚，精索静脉是否有曲张，输精管是否存在缺损或形态异常等。

2. 精液常规分析

临床必不可少的一项常规检测，主要用来评估患者的精液质量，包括液化时间、黏稠度、外观、体积、pH、精子的运动性、存活率、浓度等方面，正常形态精子的比例越高，受孕的可能性就越大，反之，正常受孕的可能性就会降低。

3. 精浆生化检查

精浆可以提供精子在体外存活所必需的环境和营养支持。通过检测精浆中锌、α 葡糖苷酶、果糖和酸性磷酸酶的含量，以此为据可以对附属性腺的功能状况以及输精管道的通畅情况进行有效评估。

4. 前列腺液检查

前列腺液由前列腺腺体所分泌，也是精液重要组成部分，约占精液体积的15% ～ 30%。正常情况下，前列腺液白细胞数<10（高倍视野）。如果白细胞数量出现异常，卵磷脂小体的数量减少或消失，则应视为前列腺液异常，并进行必要的病原体检查。这些检查结果对评估患者的前列腺健康状况非常重要。

5. 生殖道微生物检查

支原体、衣原体、梅毒螺旋体、淋球菌、艾滋病病毒、生殖器疱疹病毒和人乳头瘤病毒等，是最常见的几种生殖道感染病原微生物。在进行生殖健康检查时，这些病原微生物的检测可以帮助医生及时发现生殖道感染疾病，以确保患者的生殖健康。

6. 内分泌六项检查

与正常人相比，男性不育患者更容易出现内分泌异常。内分泌六项检查包括卵泡刺激素（FSH）、黄体生成素（LH）、催乳素（PRL）、雌二醇（E2）、孕酮（P）和睾酮（T）。对于患有无精子症和重度少弱畸精子症的患者来说，通过内分泌检查，可以帮助医生了解患者的内分泌状况，有针对性地开展诊治，以提高患者的生育能力。

7. 自身抗体检测

抗精子抗体对精子具有制动和细胞毒作用，是世界卫生组织（WHO）推荐的筛查男性免疫性不育原因的检测指标。

8. 精子DNA碎片率分析

精子DNA碎片率检测尤其适用于配偶存在习惯性流产、胚胎停育的患者。该检测可以评估精子DNA的完整性程度，进而了解精子的遗传健康状况，对于不育症的诊断和治疗均有重要的参考价值，有助于提高生育成功率。

9. 超声检查

该检查可用于确定睾丸和前列腺的大小，检测是否存在囊肿、结石、钙化等病变，评估附睾的健康情况，检测精索静脉是否存在曲张等。

10. 影像学检查

内分泌检查发现催乳素异常增高时，CT和MRI能够有助于垂体瘤的诊断，该项检查与生殖也密切相关。

11. 遗传学检查（特殊性）

主要包括常染色体检查（550带）和Y染色体微缺失检查。

12. 有创诊断检查

包括输精管道造影、睾丸活检、探查手术等。
注意事项：在进行精液检测前，被检测对象需保持身体最佳状态。一般要求禁欲2～7天，并到正规医院由专业医师指导取精。在取精时，需要注意标本留取方式、送检保温措施和标本完整性等事项。

 小贴士

　　男性不育症检查中，最重要的项目就是精液检测了，那检查前需要做些什么准备呢？首先禁欲2～7天，包括停止性生活、手淫等，如此可避免由频繁射精导致的精子浓度减少。当然了，禁欲天数亦不可过长，导致精液淤积过久从而影响精子活率，如此射精后2～7天为宜。再者，由于精液受外部环境尤其是高温的影响较大，精液检查前不要做蒸桑拿、高温坐浴等影响精液状况的行为。最后，保持良好的心态和身体状态，保持充足的睡眠后再做精液检查，避免熬夜、劳累、饮酒等。

四　吸烟会造成男性不育吗

在备孕期间，很多老烟民为了"优生优育"，会听从医生的建议"封山育林"，减少吸烟量，或者彻底戒烟。吸烟不仅影响健康，还会影响精子的质量，已逐步形成一种共识。

香烟中含有超过4 700种复杂的成分，其中3 000多种已被确认为有害物质。香烟的烟雾中含有大量化学致癌物和致癌物前体物质，已被多个医学实验室证实为多种疾病和肿瘤的主要危险因素之一。此外，吸烟还会对生殖功能造成损害，导致精液质量下降、睾丸功能损伤、性功能减退等。这可能与香烟中的尼古丁、可尼丁、苯并a-芘、一氧化碳（CO）、镉（Cd）、铅（Pb）等大量有害物质有关。

动物实验研究的数据分析，长期大量吸烟会导致动物体内有害物质的大量堆积，扰乱睾丸的微循环及物质交换，引起睾丸水肿、淤血及变性坏死，进而导致精原细胞线粒体崩解，各级生精细胞层次减少，生精上皮脱落，腔内精子畸形或丧失，从而导致精液质量直线下降。而尼古丁会影响男性睾丸的生殖细胞，抑制性激素分泌并杀伤精子，导致精子数量减少。此外，进入机体的镉元素也会堆积于睾丸组织中，超出正常值后将导致睾丸明显的组织病理变化，使得血液中的雄激素和促性腺激素水平也随之发生变化。

那么，长期吸烟对男性生育到底会产生什么样的影响呢?

首先，对精液质量带来影响。主要表现为精子数量、活力、活率和形态均可能出现异常。某三甲医院曾针对180例不育男性（96例吸烟者、84例非吸烟者）和112例正常生育男性的精子质量进行分析对比发现，吸烟不育组的精子总数、精子密度、"a级/a+b级"精子百分率（精子活力）、精子活率等参数均低于正常组及不育非吸烟组。

由此可见，吸烟对男性精子质量带来了诸多不利影响，吸烟者的精子在运动能力和直线运动方面表现更弱，射精后不易液化。另外，吸烟者的精液中包含更多形态异常的精子，比如椭圆形的精子、精子头部缺陷、胞质小滴等，导致男性生育能力的下降。

其次，对精子DNA完整性的影响。精子携带的DNA是将父亲的遗传特征传递给子代的重要因素。吸烟会导致精液中多种过氧化物含量增加，这些氧化物会对精子DNA完整性造成损伤。一些研究表明，吸烟可能影响生殖细胞的减数分裂，从而导致精子染色体异常和非整倍体增多，这可能会增加流产和后代畸形的风险，还可能会增加后代罹患恶性肿瘤的风险。

再次，吸烟对睾丸的影响。香烟不仅对精子质量有不良影响，还会干扰男性睾丸的生精功能，从而导致不育。多项流行病学调查表明，吸烟量越大、吸烟时间越长，对睾丸的干扰程度也越严重。此外，吸烟还会显著降低体内 α 葡糖苷酶的水平，这是附睾分泌的一种功能标志物，α 葡糖苷酶指数下降，将会影响精子在附睾中的成熟过程，降低精子的活力，减弱精子的受精能力。

总体说来，长期吸烟不仅会影响精子的数量，还会影响精子的质量，多年烟龄的"老烟枪"，还可能因此而出现生殖器官器质性病变。如果想要实现"优生优育"，作为男性，在备孕期还是应该尽量少吸烟或者戒烟，避免其他不良的生活习惯，保持最佳的身体状态，提升精子质量，为孕育出健康的下一代打下坚实基础。

 小贴士

吸烟不仅会影响男性生殖功能，可能还会导致勃起功能障碍（ED）。吸烟会损害血管内皮细胞，而内皮细胞在男性勃起中占重要地位，另外由于长期抽烟还会导致阴茎海绵体组织的结构损害，导致阴茎充血不充分。除此之外，吸烟还会对人体的肺部造成严重的危害，降低人的抵抗力。令人欣喜的是人体自身具有一定的调节能力，在发现问题或尚未发现问题时，通过戒烟和运动来改善身体，还是可以做到恢复勃起、恢复自信的。提倡在备孕期间，戒烟要至少3个月以上，如此至少可以得到一茬相对健康的精子。当走到这一步时，何不永远把香烟戒了呢。

五　饮酒会导致精子畸形吗

引起精子畸形的原因有很多，比如睾丸发育异常、泌尿生殖系统感染及精索静脉曲张等，此外，精神应激反应、内分泌、血管、神经系统疾病、不良生活习惯等都可引起异常精子的发生。

门诊接待一对备孕夫妻，两人都很年轻，正是生育的黄金年龄。但这对夫妻却反映，两人结婚3年，一直在努力"造人"，却始终没能怀上宝宝。通过检查，女方并没有异常情况；而男方的精液分析数据显示正常形态的精子比例非常低，仅为2.3%，其他的检查结果正常。经过分析原因，这对小夫妻无法正常受孕，主要是由于精子畸形。

为了分析患者的具体情况，找出患者畸形精子症的原因，在询问患者的个人生活习惯后，了解到患者有长期的过量饮酒史。即使是在备孕期间，患者也经常过度饮酒。医学研究证明，过度饮酒可能会对男生的睾丸带来损害，降低雄性激素的分泌，使睾丸的生精功能下降。有数据证明，长期饮酒可能会造成男性慢性酒精中毒，而在这些人当中，发生睾丸萎缩的人群高达65%，有34%～65%的男性性欲减退。由此可见，酒精损害了睾丸分泌雄性激素的功能，从而使雄性激素显著减少。

不仅如此，长期过度饮酒还会导致后代畸形率的增加。在我国的历史上有个例子"饮者留其名"，著名诗人陶渊明以"造饮辄尽，期在必醉"而著称，但陶渊明生出了五个后代都智力低下。过度饮酒对生殖系统和后代健康的危害逐渐引起了人们的重视。

经研究发现，过度饮酒而出现了酒精中毒症状的男性，肝脏会产生一种酶，这种酶使得睾酮降解酶过于活跃，从而加快了睾酮的分解速度，导致睾酮不能被身体组织充分利用，降低了男性的生殖腺功能，抑制精子的产生，降低性欲。在这样的家庭中，如果女性受到其丈夫的影响，也可能会逐渐表现出性冷淡，给夫妻关系带来负面影响。虽然适量饮酒对精子影响不大，但长期饮酒总是会对精子产生负面影响，因此需要谨慎对待。建议瘾君子们戒酒，这对于保持性功能和生育力是十分重要的。

饮酒对精子有影响，原因有很多方面。

1. 酗酒会对男性的精子产生负面影响

过度饮酒会导致酒精中毒，严重时会造成性腺功能衰竭、激素分泌抑制、睾丸萎缩等问题。导致少精或无精，最终导致男性不育。

2. 频繁饮酒也会影响睾丸功能

男性过于频繁地饮酒会影响其生精功能，血睾酮值降低会影响精子成熟，所以生精功能会受到影响。

3. 影响精子的质量

酒精对精子的形态有影响，会导致精子畸形，从而降低受孕能力，甚至可能导致畸形儿或低智儿的出生。

有的人可能会说，现在流行的是"酒桌文化"，无论是在工作中还是在生活中，喝点酒，应酬一下，根本就无法避免。下面就分析一下，各种饮酒状态对男性生育的影响。

酗酒，可让男人的性能力降低，还会使精子受到损害。饮酒过量会导致雄激素水平下降和肝功能异常，同时使得雌激素蓄积，削弱雄激素的作用，影响男性的性能力。高水平的雌激素可能导致精子释放顶体酶过早，从而无法在与卵子结合时完成任务。即使饮酒受损的精子能够受精，也可能导致低能儿的出生。

长期饮酒，容易导致慢性酒精中毒，导致睾丸萎缩和精液质量下降。一次喝醉酒后，需要至少3个月才能恢复到醉酒前的状态。因此，如果有生育计划，男性应该在醉酒后至少等待3个月才尝试怀孕，以确保胎儿的健康。

极少量的饮酒，对精子质量不产生影响，但乙醇是酒的主要成分，具有麻醉作用，通过血液循环迅速进入身体各组织和细胞，过量饮酒肯定会对精子的存活有影响。

综上所述，饮酒不仅会对男性的生育能力和精子质量产生负面影响，还可能影响后代的健康。为了保证自己的"性福"和孩子的健康，请远离酗酒和过量饮酒吧。

 小贴士

你可能在某些浏览器或是一些推送文章中看到，适量饮酒有诸多好处：预防心血管疾病、防癌、帮助消化、催眠镇静等。这些知识点不仅在程度上有所夸大，而且尤其不适用于备孕男女，在此强调，处于备孕期间的男性女性，一定不要喝酒！一方面长期过量饮酒会影响男性性腺功能，降低睾酮生成速度，使男性性欲减退；另一方面大量饮酒会直接损伤精子导致男性不育。另外，在针对男性不育症治疗中，诸多中药、治疗生殖泌尿道感染的抗生素等药物都是严格禁酒的，轻则疗效降低、不良反应增加，重则危及生命。

六 男性备孕期间吃什么

有一种较为流行的观念，备孕期间往往注重女方各种营养的补充，但男方营养的补充很容易被忽视。有数据证明，在过去的几十年间，男性的精子质量在不断下降。这也是近年来男性生育力低下的主要原因之一。精子质量的下降原因有很多，如遗传、先天性疾病、癌症等。但在现实生活中有不少身体健康，而且没有不良病史的男性，仍然会出现的生育力下降，这又是什么原因呢？

男性精子质量的高低除了与男性自身的健康程度有关以外，还与男性生活方式是否健康、营养是否充分等有关，都会影响精子的质量。有研究表明，在备孕期间有着良好身体状态的夫妻，其所孕育出来的胎儿健康程度更高。由此可见，健康的饮食有利于夫妻双方提升身体素质，同样，健康的饮食也有利于男性提高自己的精子质量。

一般而言，油炸食品、人造黄油、酱油、零食和糖果，这些都是被定义为不健康的饮食；而包含了大量的谷类、水果、豆类、蔬菜和橄榄油的饮食定义为健康饮食。这里有一组数据对比，长期坚持健康饮食的男性和不健康饮食的男性相比，健康组会摄取更高含量的维生素以及稍高含量的健康脂肪。在减去干扰因素后，可以看出健康的饮食习惯会正向积极影响精液的参数。数据显示这种正向影响在生育力低下的男性中有明显的改善效果，但不健康组活动精子的总数，精子总数，精子活力等指数在实验前后并没有太大的差异。

以上研究结果表明，健康的饮食习惯对于男性精子质量有着积极的影响。因此，在备孕期间，男性应该尽量避免过量摄入糖果、油炸食品等不健康的食物，而应该多摄入谷类、水果、豆类、蔬菜等健康的食物，以提高精子质量。

除了健康的食物，备孕期间男性还要注意微量元素和维生素的摄入。微量元素和维生素等对男性的睾丸发育、精子生成和精子活力都起着重要的作用。例如，锌元素是精液中必不可少的元素，其在育龄男性中的浓度与生育能力密切相关；叶酸和硫酸锌的补充可以增加精子总数；维生素C和维生素E对于男性生育也非常重要。这些微量元素广泛存在于谷物、豆类、水果和坚果等健康食物中。

 小贴士

提醒大家，在备孕期间，男性也应该注意营养健康饮食。

1. 多食用富含锌的食物，如牡蛎、红肉、家禽、贝类、螃蟹、虾、谷类、坚果和豆类等。

2. 补充足够的蛋白质，如牛奶、鸡蛋、鱼虾和豆制品等，提升精子的质量。

3. 多摄入富含精氨酸的食物，如鳝鱼、豆制品和蹄筋等，以促进精子的生成。

4. 多食用富含叶酸的食物，如菠菜、生菜、芽菜和芦笋等，以维持精子DNA的完整性和提高精子密度。

5. 多摄入各种新鲜的蔬菜和水果，以获得必不可少的维生素A、维生素B、维生素C和维生素E，促进精子的生成和健康。

七 男性不育易被忽视的原因：抗体阳性

在不育门诊的案例中，经常会有这样的现象，始终无法怀孕的夫妻双方通过各项检查，常规指标均处于正常值，但夫妻两人就是无法正常受孕，生下属于自己的孩子。最后通过免疫学检查找到了原因，男方的精液和血清中有一种叫抗精子抗体的东西，而这就是容易被忽视的男性不育的重要原因之一。

免疫性不育在不育症中占比较高，约有60%的免疫性不育是由抗精子抗体的产生所致，而约20%的免疫性不育是由女性生殖道炎症引起的。炎症会导致生殖道局部渗出增加，进而使免疫细胞进入生殖道，增加了生殖道黏膜对精子抗原的吸收能力。此外，感染因子如细菌和病毒也可能成为天然佐剂，增强机体对精子抗原的免疫反应。这些因素导致了抗精子抗体在生殖道局部和血清中的产生，影响精子活力和受精能力，导致不育。

抗精子抗体阳性是导致免疫性不育的主要因素之一，其发生机制涉及男女双方（图1-2）。在男性中，抗精子抗体阳性常见于尿道炎、前列腺炎、附睾炎、睾丸炎、输精管结扎或其他输精管堵塞、外伤等状况下。这些情

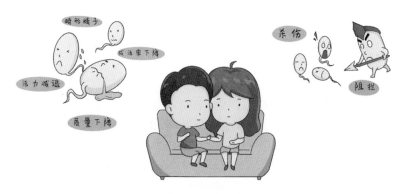

图1-2 抗精子抗体

况会导致精子进入血液或生殖道后激活免疫系统，从而触发自身免疫反应，使男性产生抗精子抗体阳性。在女性中，抗精子抗体阳性的主要原因是生殖道感染和生殖道黏膜损伤，这些情况可能发生在性生活中，导致女性产生抗精子抗体阳性，从而影响受孕。

抗精子抗体阳性最大的危害是导致不育。抗精子抗体阳性对男性和女性的影响不同。在男性中，抗精子抗体阳性会引起精子质量下降、活力减退、成活率下降，以及畸形精子增加，从而导致男性丧失正常的生殖能力。对于女性来说，抗精子抗体阳性具有杀伤、吞噬、凝集和制动精子的作用，使精子很难进入女性生殖道，这会导致不能正常受精并对精子产生排斥反应。即使受孕成功，也可能导致流产或早产等问题，严重干扰正常生育。因此，对于计划备孕的夫妇来说，及早了解抗精子抗体阳性的危害，并采取相应的预防和治疗措施非常重要。

在现代医学中，抗精子抗体阳性的治疗方法主要包括两个方面。首先，可以使用避孕套等方法，使男性精子与女性生殖道分离，从而减少新的抗体产生，老的抗体则会逐渐消失，这一过程需要漫长的时间，通常需要半年左右。其次，为了更加有效地抑制免疫反应，可以采用口服小剂量类固醇皮质激素的方法，此类药物可以有效地减轻症状，一般需要连续服用3个月以上才能达到显著的疗效。需要指出的是，对于严重的抗精子抗体阳性患者，可能需要采用更加强效的治疗方法，如免疫抑制剂、输卵管复通手术等，以达到更好的治疗效果。

 小贴士

1. 保持生殖器官和外阴卫生是预防生殖系统疾病的关键。如果不注意外阴的卫生，会导致病原体感染和多种病症的发生，进而影响生殖健康。

2. 对于夫妻双方长时间不能生育，应须考虑检测双方的抗精子抗体，以排除免疫性不育的可能。

3. 保持良好的心态和积极的情绪，有利于维持下丘脑—垂体—性腺轴的正常功能，促进月经的规律和受孕的机会。

4. 适度控制性生活的频率，过度频繁的性生活会使精子质量下降，女性内分泌系统紊乱，月经不调，更不利于受孕。此外，频繁性生活更容易激发女性体内的抗精子抗体。

5. 女性朋友要注意经期保健，避免经期性生活。经期性生活会加重月经期不适症状和月经量，还会导致生殖系统感染和抗精子抗体的产生。

6. 积极预防生殖系统感染，尤其是性病，杜绝性滥交和不洁性交，以防卫生不洁导致感染，最终造成免疫性不育。

7. 产后2～3个月应避免性交，等子宫创面完全愈合后再进行性生活，以免引起感染和其他并发症。

八 DNA碎片指数过高的危害

　　备孕前有没有必要对精子DNA碎片率进行检查，这是很多备孕夫妻心中都会纠结的问题。在不孕不育门诊经常有这样的病例，女方在受孕2～3个月后，出现了胎停、无故流产的情况；或者经过多次试管婴儿后仍未能成功受孕。对女方的检查发现，各项生化指标都正常，在传统的观念中，很多人会认为胎停、流产等问题是由女性引起的，却忽略了男性因素。实际上，男性精子的DNA碎片率过高，很可能是造成这些问题的原因之一。

　　DNA是精子细胞核内的遗传信息载体。精子DNA碎片指的是由于吸烟、高温、药物等有害因素的影响，在精子形成过程中造成精子DNA完整性受损而产生的断裂碎片。精子DNA碎片指数是评估精子质量的重要指标之一，许多研究已经表明，精子DNA损伤会影响体外受精的成功率、胚胎质量、临床妊娠率和流产率等。

　　如果精子DNA碎片指数过高，可能会导致女方出现胚胎停育，同时也会降低试管婴儿的正常受精率和优质胚胎率，增加流产的风险。精子DNA完整性反映了精子核内遗传物质的缺陷程度，与不育、流产和出生缺陷等密切相关，可预测胚胎发育潜能、胚胎种植率、流产率和子代遗传性出生缺陷的风险。

　　正常的精子DNA碎片指数应该在15%以下。当DFI为15%～30%时，精子核DNA完整性一般；而DFI≥30%时，精子核DNA完整性较差。虽然许多患者已经做过精液常规、精子计数、活动率和形态等检查，但精子DNA碎片指数是一项独立于精液常规的特殊检测参数，反映了不同精子染色质构象的异质性。即使精液常规完全正常，精子DNA完整性也不一定正常，需要进行专门检查。因此，备孕夫妻应对精子DNA碎片率等进行医学检查，以了解男性生殖健康状况，及时发现问题并采取有效措施提高受孕成功率。

出现了以下情形的患者更应进行精子DNA碎片率检查（DFI）：① 配偶曾经有过自然流产史的男性患者，因为精子DNA是受精卵分裂和胚胎发育所必需的遗传物质之一，其质量与受精卵的发育和孕育成功有关。② 不明原因的不育患者，即那些精液分析结果正常但却无法解释原因的不育患者，检查DFI值，进行针对性治疗，提高男性生育力。③ 有不良生活习惯的男性，例如吸烟、酗酒、熬夜等，以及长期暴露于污染的空气、高热、毒物和放射线等环境中的男性，不良的生活习惯和恶劣的环境都可能导致精子DNA碎片率升高。④ 自愿进行优生体检者，DFI检查有助于治疗方案的选择，对成功助孕具有重要作用。

 小贴士

如果反复流产，精子DNA碎片率异常可能是原因之一，应该在开始备孕前将这些异常指标调整至正常水平，否则就有可能再次出现不良妊娠。要注意以下几个方面：

（1）不良生活习惯（如吸烟、酗酒、熬夜等）、长期暴露于有害环境（如高温、毒物和放射线等）、一些泌尿生殖系统感染（如附睾炎、前列腺炎或精囊炎等）、精液中白细胞增多以及精索静脉曲张等疾病，都是导致精子质量下降的有害因素，男性备孕时要注意改变不良生活习惯，保持规律的生活作息，避免长期暴露于高温、毒物和放射线等有害环境。

（2）积极治疗相关疾病，如治疗精索静脉曲张，控制泌尿生殖系统炎症等。

（3）药物调理方面：主要以抗氧化类药物（如维生素E、维生素C等）以及中医辨证治疗为主。

第二章

"备"得好"孕"

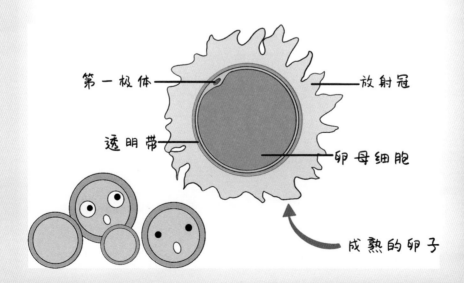

第一极体 —— 放射冠

透明带 —— 卵母细胞

成熟的卵子

小故事一

　　何先生和他的妻子决定要生个孩子，想了解备孕需要准备什么，在听取了专业医生的建议后，何先生夫妻二人开始提前3个月进行备孕准备。何先生戒烟戒酒，增加锻炼量，并根据医生的建议进行适度的饮食调整。充分的准备下，何先生夫妇二人身体状况一直保持在最佳状态，精子和卵子的质量也有所提高。最终，在备孕阶段的第5个月，何先生的妻子成功怀孕。

如何度过3～6个月的备孕期

备孕需要提前3～6个月进行准备，这是因为卵子和精子的成熟需要一定的时间。只有提前做好充分准备，才能确保卵子和精子的质量和数量达到最佳状态，从而提高怀孕的机会。

备孕的夫妻在未来3～6个月内，需要注意以下事项。

1. 进行孕前检查

一些疾病在怀孕前并没有明显症状，却会影响胎儿的生长发育，比如优生五项（TORCH）病毒感染可能会引起胎宝宝畸形的发生。为了保障胎儿健康，备孕夫妻应重视孕前检查，但是，在现实中，一些新婚夫妻认为自己做过了婚检，就可以替代孕前检查，这种想法并不可取。婚前检查是指结婚前，对夫妻双方进行常规体格检查和生殖检查，以便发现疾病。孕前检查则在婚检的基础上，增加了更全面的检查项目，如果夫妻双方有家族遗传疾病，则需要进行遗传咨询和相关基因检测，以了解风险并采取相应预防措施。孕前检查是为了保障胎儿健康而进行的全面检查和评估，夫妻双方在备孕前，还是要提高对孕前检查的重视。

2. 调节体重

女性如果过于偏瘦或偏胖都可能导致月经与排卵异常，从而对成功备孕造成影响。因此，在备孕前，建议逐渐将体重调整到适当的范围；女性过高或者过低的BMI指数都可能导致激素分泌失调，影响月经和排卵。原因在于，瘦弱的女性体内缺少适当的脂肪含量，胆固醇不足抑制激素的分泌；而肥胖的女性缺乏转运激素的蛋白质，会导致激素分布不均。因此，为了能够成功受孕，保持健康的体重是关键，但也要避免过度减肥。快速增重或减重都会影响下丘脑发出指令，损害卵巢正常功能。

3. 远离有害环境，改变不良习惯

高温、辐射、农药、油漆、药物、重金属、汽车尾气、甲醛等有害环境都会对卵子产生不良的影响，增加胚胎异常的风险。如果居住的房屋刚装修过的，那么最好是等一段时间，在专业机构检测甲醛含量等数据合格后，再搬进去居住；女性在孕前，最好不要做X线检查，日常生活中也要避免使用微波炉，如果一定要使用，应与其保持1m以上的距离；猫、狗等宠物未进行驱虫，可能会携带病毒、弓形虫等，备孕期间也尽量不要接触宠物。此外，在备孕期间，夫妻双方还应该戒烟、戒酒，这样才能避免烟、酒对胎儿造成的影响；保证睡眠时间，避免熬夜，减少咖啡、浓茶的服用，为备孕做好充分准备。

4. 均衡营养

备孕期间，合理饮食是十分重要的。均衡营养，并不是传统意义上的"大补"，一味追求高热量、高脂肪等，对身体而言反而会造成更多的负担。三餐饮食要以低油、低脂、清淡为原则，少吃素食与快餐，多吃新鲜蔬菜、水果，摄入足够的蛋白质、维生素和矿物质等营养物质，有利于促进胚胎发育。女性可以多食谷类和豆类食物。谷类食物属于植物类雌激素食物，女性多吃谷物类食物不仅可以补充雌激素，还能有效促进卵泡的发育，促进排卵增加受孕概率。

二 排卵异常的判断方法和技巧

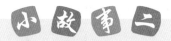

　　通过监测女性月经周期、核心体温变化等方法，可以帮助备孕夫妻把握住受孕的最佳时机。如何在备孕期尽快怀孕？有个小技巧一定要掌握，在排卵期同房，是提高怀孕概率的有效方法。排卵期是指卵泡开始发育，并且卵细胞成熟后开始从卵巢出发的时间段，在这个时间段内，如果与男性的"小蝌蚪"相遇，就有可能结合形成受精卵，新生命也随之诞生。

　　精子在女性体内一般只能存活72小时左右，而卵子受精是发生在卵子排出后的12～24小时内。所以在排卵期同房可以增加怀孕概率。那该怎样才能知道自己的排卵期和自己有没有排卵呢？一般而言，女性每个月都会有一次排卵机会。为了准确地把握排卵时间，可以尝试使用阴道B超、排卵试纸、基础体温及宫颈黏液等检查手段。除了这些之外，女性朋友如何通过相关表现进行初步判断呢？

一般情况下，女性的阴道分泌物白带无异味、黏液状，适量分泌且呈弱酸性。然而，在排卵期间，由于卵巢激素水平的变化等多种身体原因，女性白带的分泌量会明显增多，并且呈鸡蛋清样或拉丝状。

在排卵期还会出现其他的身体变化，例如女性的体温可能会略微升高。但是需要注意的是，受到外界环境和个人体质等因素干扰，不依靠体温计或长期测量是难以察觉到体温的变化的。同时，还有部分女性在排卵期前后会感到轻微的疼痛或不适，这被称为排卵痛，通常持续一两天即可消失。

此外，受到激素水平影响，排卵期女性的性欲和精力往往也会增加，而食欲却会下降。这是由于身体功能调整的必要反应，提高了女性吸引异性、达到最佳受孕生育状态的可能。

需要特别指出的是，以上排卵期身体反应只是一般情况下的表现，个人实际情况可能有所不同。因此，对于想要怀孕的夫妇，如果对自己的身体状况和排卵周期无法把握，或者出现异常情况，建议及时就医并在专业医生的指导下进行检查和治疗。同时，若夫妻已经尝试多次却仍未能成功怀孕，就需要寻求医生的帮助并做出相应的调整措施。

想要更好备孕还必须注意身体健康和调理，因为只有卵子和精子的质量足够高，才能提高受精卵的健康率。因此，备孕夫妻双方还需要保持良好的生活习惯，并通过科学合理的膳食和营养来保持身体机能的优良状态，提高受孕概率。需要注意的是，孕育新生命是一项复杂而漫长的过程，夫妻应保持耐心和信心，及时跟进专业医生的指导。

 小贴士

虽然排卵期性生活能提高受孕的机率，但过分地关注排卵期性生活可能会造成双方精神压力过大，导致临床常遇到的"排卵期阳萎"。生小孩固然很重要，但保持愉悦开心的心情享受性生活，有时候反而更容易怀孕哦！后文会着重讲讲这个问题。

三 卵巢功能检测与调理

卵巢是女性重要的器官，具有两大功能：生殖和内分泌。在生殖方面，卵巢每个月会发生一次周期性变化并排出一个卵子，通常在月经周期的第14～16天排卵。排卵后，如果卵子成功进入输卵管并与精子相遇结合，就会形成一个受精卵，如果没有，则卵子会被排出体外。内分泌方面，卵巢主要分泌雌激素和孕激素，影响女性生理周期、生殖器官发育和性征表现等诸多方面，并在妊娠过程中起到至关重要的作用。

随着女性年龄的增长，卵巢功能逐渐减退，生育能力及指标也会相应下降。现在女性的生育年龄越来越晚，再加上二胎、三胎政策的放开，高龄孕妇也越来越多，但高龄女性的生育能力下降是个不争的事实。因此，科学评估卵巢功能对女性的生育意义重大。

主要的检测手段主要有以下三种。

1. 性激素六项检查

包括雌激素、孕激素、雄激素、卵泡刺激素（FSH）、黄体生成素（LH）和垂体泌乳素（PRL）检查。同时还要检查甲状腺功能，以便诊断是否存在卵巢功能异常。

最常见的卵巢功能异常是多囊卵巢综合征，表现为雄激素升高或LH：FSH > 2。然而，这种综合征的诊断也需要结合临床表现和B超结果等其他方面的考虑。高泌乳素血症也比较常见，常表现为垂体泌乳素升高，且常伴有闭经症状。甲状腺功能紊乱也可能会影响卵巢功能，引起月经改变。

抗缪勒管激素（AMH）：AMH值与窦卵泡数目密切相关，因此临床中用来评估卵巢储备功能的指标。出生数周后开始上升并在青春期达到峰值，

18岁以后开始下降。一般来说，认为AMH<0.5 ～ 1.1 μg/L时提示卵巢储备功能下降。AMH值不受月经周期的影响，在月经周期任何时候均可检测（当月口服避孕药或是注射GnRHa类药物会有影响）。

2. 超声检查

窦卵泡数目（AFC）是指双侧卵巢窦卵泡数量总和，描述为平均直径2 ～ 10 mm的卵泡。这项检查比较稳定、可重复，并且成本低。AFC<5 ～ 7个可能预示着卵巢功能降低，≥9个则正常。单侧卵巢卵泡≥12个提示卵巢呈现多囊样改变。

此外，卵巢体积在基础状态下与卵巢储备的始基卵泡数目减少及生长的卵泡数目少有关。因此，超声检查中对卵巢体积的测量也是评估卵巢功能的一个指标。

3. 抑制素B（Inhibin-B）

Inhibin-B一般在月经第2 ～ 5天抽血，一般以40 ～ 45 pg/mL为临界参考值，Inhibin-B值越低，预示卵巢功能越低下，也是评估卵巢功能的指标之一。

在临床实践中，一些女性可能出现月经提前、量少或月经不规则等症状。这些表现往往与卵巢功能下降、卵巢早衰等问题有关。为了维护卵巢的健康，可以采取正确的方法，例如增加营养、均衡饮食、适当运动、避免吸烟和过度饮酒等。

 小贴士

1. 注意作息，合理安排睡眠时间。夜晚11时后入睡就属于熬夜，会影响体内内分泌和卵巢功能，进而影响月经周期和卵子质量，对备孕计划的实施带来不利影响。

2. 建立健康的生活方式，远离烟草。吸烟会导致女性容颜老化，卵巢功能受损，降低生育能力，增加流产和胎儿畸形的风险，甚至可能提前绝经。为了健康，一定要立即戒烟，同时要避免接触二手烟。

3. 合理饮食，远离肥胖。门诊中遇到的不孕不育患者中大多数仍然是肥胖者。肥胖会破坏女性身体内分泌平衡，影响排卵功能，同时增加各种健康问题的风险。

4. 科学运动，有益于健康又能控制体重。需要注意的是运动要适量，适合自己的中等强度运动量即可。例如，每天步行半小时，6 000步左右。

5. 定期检查，预防疾病。每年进行常规体检（包括白带常规、HPV和宫颈刮片）非常必要。

6. 卵巢功能的筛查。女性应定期进行卵巢功能评估，抽取血液化验激素水平六项是目前主要的方法，而已绝经妇女可以随时进行抽血检查。此外，血清抗缪勒管激素（AMH）水平也是预测卵巢功能早衰的重要指标。

四 / 提升卵子质量的小窍门

小故事三

　　小张夫妇梦寐以求的孩子一直未能降临，前往医院检查后发现妻子卵泡发育不良。小张和妻子听取了医生的建议，积极配合治疗，调整自己的生活方式、饮食结构。经过一段时间的持续治疗和调理，小张妻子的卵泡发育得到显著改善，最终成功受孕，顺利迎来了新生命。

　　卵泡发育不良是备孕夫妻可能会面临的难题，正常的卵泡发育直径应该为1.8～2.0 cm，被称为"优势卵泡"，如果卵泡发育不良，将会影响受孕概率，甚至可能导致不孕。因此，备孕前有必要了解卵泡发育的相关知识。

　　卵子是人体最大的细胞，成熟的卵子勉强肉眼可见。育龄女性在每个月的生殖周期中，两个卵巢交替或连续发育十几个卵泡，但只有一个卵子会成熟并排出，与精子结合形成胚胎（少数情况下会有2个或2个以上导致双胞胎或多胞胎）。

　　B超监测是诊断卵子发育情况最直接、直观的方法，可以观察卵子大小和发育情况。通常从月经周期第8天开始，每2天进行B超监测，当卵泡直径达到17 mm时，应增加至每天1次，发现卵泡直径20～23 mm时，可每天监测2次，一直持续到排卵。只有卵泡发育充足并成熟，排出来的卵子才会健康成熟。如果卵泡发育不良，不能正常排卵或排出的卵子质量低下，就会影响受孕。在进行B超监测时最好找固定的医生进行监测，以便医生能准确判断卵泡的发育情况。

备孕期的女性非常重视卵子质量，希望优秀的卵子与精子结合，为孕育下一代提供最好的基因。那么，如何提高卵子质量呢？

首先要适当运动。俗话说女人的魅力在于"腰部"，曲线美更能够展示女性风采，你可能不知道女人的卵子质量和腰部脂肪也有一定关系。一般来说，腰越粗，卵子质量越差。因此，从计划要孩子开始，女性就应该进行定期运动，增强身体各部分器官的功能，加强身体代谢能力。长期坐着或久站不动会破坏血液循环，导致卵巢功能下降。宅在家里较多的女性可以跟随运动视频进行室内锻炼。

其次，饮食上要保持均衡营养，为卵子提供必要营养成分。长期节食或使用减肥药物会导致营养不良、蛋白质摄入不足，引发卵巢功能衰退或受损。营养均衡有益于卵子健康，同时还要戒烟限酒并避免暴饮暴食。铁元素是卵子生长所需的重要养分，女性在月经期间可以适量摄取补铁食品，如菠菜和动物内脏。

另外，应避免过度劳累和精神紧张，保证充足的睡眠。长期睡眠不足、精神压力紧张或熬夜会导致卵巢功能下降，影响免疫力。建议备孕女性在23时前入睡，保证充足高质量的睡眠。

再次，要远离有害物质，如辐射、汽车尾气、工业排放等。这些物质可能会导致卵子染色体变异，从而影响受孕率和生育质量。此外，杀虫剂、抗氧化剂代谢物、烟草等也会影响卵子质量。因此，备孕期女性应该尽量避免接触这些有害物质。

最后，保持好心情也是非常关键的。职场女性往往面临着较大的工作压力，过度焦虑和压力会导致体内产生大量的可的松"焦虑激素"，加重紧张感。这种激素分泌过多可能会打破原本的卵巢轴激素平衡，导致内分泌功能紊乱，进而影响卵巢排卵能力。所以，在备孕期间，女性可以通过适当的放松和减压来保持良好的心态和情绪以准备好"孕"。

女性的卵泡总数量约为200万，但这些卵泡大部分会在儿童期就开始退化，直至青春期只剩下约30万个。而在女性一生中，通常只有400～500个卵泡能够发育成熟并排出，仅占总数的0.1%左右。每个月经周期中通常只有一个卵泡发育成熟并排出，极少数时候可能排出2个或以上的卵子，若成功受精则可形成双胞胎或多胞胎。

在受孕周期，医生会对卵巢进行促排卵处理，以获得更多的卵子。然而，所获得的卵子并非都是优质的，例如因染色体畸变等问题导致的不健康卵子则无法与精子成功结合，也无法形成健康的胚胎。

那么，什么样的卵子可以被视作好卵子，具有较高的受孕价值呢？

成熟的卵子大致为圆形，直径约130 μm。主要有3个部分组成：① 最外面的环状结构是透明带，为卵子提供安全的屏障，在受精过程中防止多条精子同时进入卵子而导致多精受精，并在早期发育过程中对维持胚胎的立体结构发挥重要的作用。② 卵母细胞，也就是卵子的最核心部分，与精子结合形成受精卵进而发育为胚胎。③ 第一极体的出现则意味着卵子已经发育成熟，做好了迎接精子受精的准备。正常形态的成熟卵子应该为圆形、胞质均匀、颗粒均匀、卵周隙内无杂质、第一极体形态正常以及透明带形态正常（图2-1）。

一般来说，质量好的卵子具有以下几个特点：成熟度高、卵膜完整、细胞分裂均匀、染色体正常、光学透明度高等。此外，女性年纪越轻排出的卵子通常质量也越高。

正常月经周期中，从第一天月经开始，卵巢内会有多个卵泡同时发育。然而，一般情况下只有一个或两个卵泡能够发育成熟，这些被称为主卵泡或优势卵泡，其余的卵泡则逐渐退化。据统计，90%以上的月经周期只会

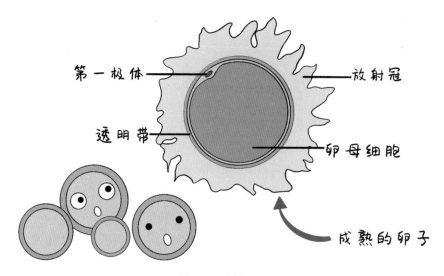

图 2-1 卵子形态

有一个卵泡快速生长至成熟，而仅有 5% ~ 11% 的周期会有 2 个主卵泡发育成熟。

通过超声检查发现，卵泡发育显像最早时间一般在月经周期第 5 ~ 第 7 天，此时卵泡的最小直径为 4 ~ 5 mm。从排卵前的第 5 天开始，主卵泡平均每日增长 1.5 mm，到排卵前 4 天时增长速度达到平均每天 1.9 mm，并逐渐发育成熟。

当卵泡发育到成熟期时，有时会出现一层透声环，称为卵丘。卵丘不是所有成熟卵泡都会有，出现率约为 20%，通常出现在大于 18 mm 的卵泡中。卵丘的形成与黄体生成素（LH）水平上升有关，卵泡膜组织会出现水肿，并且粒层细胞从膜层细胞分离形成。当检测到卵丘时，可以预测排卵即将发生，通常会在 24 小时内发生。

对于准备怀孕的女性来说，及时进行 B 超监测卵泡和性激素水平是非常必要的，以便更好地了解自身卵泡发育情况，提高怀孕概率。

什么是孕前优生五项（TORCH）检查

孕前的优生五项（TORCH）检查主要是看准备怀孕的女性是否感染了弓形虫、风疹、巨细胞病毒、单纯疱疹病毒等病原体，同时还会检查其他生殖道感染情况。TORCH检查通过观察母体血清中的抗体IgM和IgG的存在，判断感染时间和感染程度。

如果孕妇患上弓形虫感染，可能会危及胎儿健康，引发脑积水、小头畸形、中枢神经系统发育不良等问题。风疹病毒感染可以导致"先天性风疹综合征"，造成胎儿眼部、耳朵、心脏等方面的畸形和缺陷。巨细胞病毒活动性感染可能引起胎儿脑部、视网膜等方面的发育不良。单纯疱疹病毒感染则可能导致孕期流产、早产和畸形等问题。此外，检测还包括对生育和胎儿健康影响较大的梅毒螺旋体抗体检测。

通过TORCH检查可以发现一些不易察觉的问题，及时采取措施进行治疗或预防。因此，准备怀孕的女性可以在医生的指导下进行相关检查，以确保孕期顺利，减少风险，必要时孕早期再复查。

孕前优生五项检查结果的应对：

1. 弓形虫

弓形虫感染途径主要是与动物接触和生食肉类，因此在孕前半年内，备孕妇女应远离宠物、动物，并避免食用生肉和牛奶制品，避免弓形虫感染。有动物接触史或生食习惯的妇女可在孕前进行弓形虫抗体检测，如果IgM阳性，则需要等待3个月后再尝试怀孕。

2. 风疹病毒

感染风疹病毒，会出现发热、皮疹和淋巴结肿大等症状，对未成年人及孕妇危害较大。在准备怀孕的半年内进行风疹病毒抗体检测，如果检测结果显示 IgG 抗体阳性，表示曾经有过风疹病毒感染，并且已获得了免疫力，此时无需再进行相关检测和风疹疫苗接种；如果 IgG 抗体阴性，则建议在 3 个月内注射风疹病毒疫苗，该疫苗接种有效率可达 98% 且能够提供终身免疫力。需要注意的是，如果接种了风疹疫苗，需要在接种后的 3 个月内采取避孕措施。而如果未进行风疹病毒抗体检测，在怀孕期间发现风疹病毒感染时需要及时就医，待医生评估后决定是否终止妊娠，并等待 6 个月后再试怀孕。

3. 巨细胞病毒

巨细胞病毒是一种目前没有特效治疗药物和预防性疫苗的病毒。孕妇若在怀孕前检测出巨细胞病毒 IgG 抗体阳性，则一般不会发生原发感染，但仍有可能在孕期出现继发感染，并引起类似流感的症状。因此，建议孕妇定期进行巨细胞病毒 IgG 抗体亲和指数和 IgM 抗体检测。

4. 单纯疱疹病毒

我国成人多数已有过单纯疱疹病毒 I 型感染，多数妇女也已经获得抗单纯疱疹病毒的特异性抗体，因此这类病毒引起的宫内感染很少发生。所以，基本上可以不考虑孕前、孕期此项检测。如果孕期有生殖道单纯疱疹病毒感染体征、经实验室检测确认，建议分娩时行剖宫产。

5. 梅毒螺旋体感染

梅毒螺旋体感染是常见的性传播疾病，建议孕前进行梅毒螺旋体抗体检测。对于阳性者，需要进一步确诊并及时治疗，治愈后再考虑怀孕。如果是孕早期感染，则应在孕 16 周前接受正规治疗，以减少对胎儿的影响。

七 性激素六项的参考价值

性激素六项指的是测量人体内6种与性激素有关的物质水平的检查项目。这6种物质分别为睾酮、雌二醇、性激素结合球蛋白、孕激素、黄体酮以及促卵泡激素。

这些激素在人体内发挥了不同的作用，包括调节生殖系统、控制月经周期、维护心血管系统和骨骼健康等方面。而测试这些激素水平，则可以帮助评估生殖功能正常性、月经异常原因、性腺疾病、肿瘤、前列腺疾病等状况。

睾酮（T）：睾酮主要由睾丸产生，是男性性激素的代表物质，在人体中发挥重要作用。在女性体内也能产生少量的睾酮，但其含量较低。在男性身体中，睾酮被认为是性欲和骨密度维护的推手之一。在女性身体中则对于保持性生活健康和骨质密度有一定的作用。睾酮的参考范围因性别、年龄和实验室标准不同而异，通常男性为2.41～8.27 ng/mL，女性为0.12～1.79 ng/mL。

雌二醇（E2）：雌二醇是女性主要的性激素，由卵巢产生。它对于女性的生殖系统发育和月经周期调节至关重要，同时也在男性体内存在，但含量较低。雌二醇可以通过食物和环境污染等途径影响其水平。参考值在不同实验室存在较大差异，一般女性在不同阶段和年龄分组中，其参考值为10～800 pmol/L。

性激素结合球蛋白（SHBG）：SHBG是由肝脏产生的一种蛋白质，它能够与睾酮和雌激素等性激素结合从而降低其在体内的活性水平。SHBG的含量可能会因药物使用、肝功能异常和营养不良等原因而发生改变。通常男性SHBG是14.5～48.4 nmol/L，女性SHBG是22～122 nmol/L，应结合激素水平判断其临床意义。

孕激素（P）：孕激素主要由胎盘产生，在妊娠中期达到最高峰。它的含量会随着妊娠进程而发生变化，通常在孕早期至孕晚期参考范围分别为 10 ～ 44 ng/mL 和 19 ～ 460 ng/mL。

黄体酮（Progesterone，P4）：黄体酮是卵巢黄体内副黄体细胞产生的激素之一，通常在月经周期中的后半段（排卵后 2 周）大量释放。黄体酮的水平也会因为其他原因如肾上腺癌等导致提高，加上其对维持有效的胚胎着床和妊娠都至关重要，因此在确诊不孕症、流产等妇科问题时非常有帮助。在女性处于正常怀孕期间，其参考值为 30 ～ 6 000 ng/mL，非妊娠时在周期相对应的时间内通常可为 1 ～ 28 ng/mL。

卵泡刺激素（FSH）：FSH 是由脑下垂体分泌的激素，对卵巢和睾丸的发育、功能和成熟尤其重要。

 小贴士

性激素六项在不同检查时间的不同意义，女性检查最好在月经来潮的第 2、第 3 天。但对于月经长期不来潮而且又急于了解检查结果者，则随时可以检查，这个时间就默认为月经前的时间，其结果也就参照黄体期的检查结果。总之，性激素六项的检测需要考虑多种因素，如年龄、生理周期等，只有在合适的时间点进行检查，才能获得更加准确和有意义的结果，进而为女性生殖健康提供更科学的依据。

八 / 温灸对女性生育的积极影响

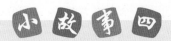

小故事四

    27岁的小芳结婚两年多一直未能怀孕，去医院检查发现患有多囊卵巢综合征。她的月经周期常常不规律，严重时甚至会闭经。此外，小芳还总是感到手脚冰凉、精力不足，也会出现胃肠不适等情况。

    在中医师的建议下，小芳开始接受温灸治疗。用艾条刺激足三里、关元等穴位，在这个过程中暖和了全身。同时，她注意饮食健康，吃清淡易消化的食物，尽量避免生冷食物的摄入。经过1个月的治疗，小芳的身体状态有了较明显的改善，月经也因此变得更加规律，为后来成功受孕奠定了良好的身体基础。

    从中医的角度来看，不孕症的女性经过辨证，体质多属虚、寒、瘀中的一种，或者是几种症型夹杂。

    阳虚寒湿型是一种常见的身体亚健康状态，女性患者容易出现痛经、月经延后，手脚发凉，背部、腹部怕冷，无精打采等症状。在中医领域，"冬病夏治"被认为是适应季节特点进行调理的重要策略之一，而温灸则是其中一个重要方案。

    温灸作为中国传统医学的疗法，可以通过对人体穴位施加热和能量来提高人体免疫力和抵抗力，帮助调整身体内环境，改善阳虚寒湿型等亚健康状态，并且还可以储备足够的阳气供应于秋冬（图2-2）。尤其是在夏季三伏天时进行温灸可以有效地消除体内湿气，增强机体的新陈代谢，增加

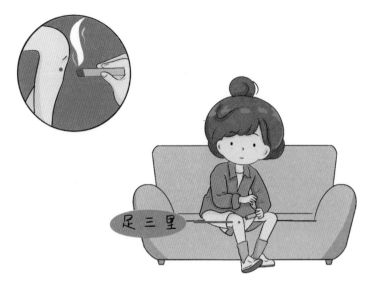

图2-2　温灸

身体阳气，从而增强自身的抵抗力和免疫力。

夏天进行温灸，将点燃的药媒放置在人体经络、穴位所在的位置上，通过热和能量输入，引起人体"应激反应"来进行机体自我调节，达到以下作用：

（1）驱散寒邪，元阳温暖，血液充盈，温经通络，促进气血运行，能培肾固本，补气回阳；

（2）行气活血，消散瘀结，能使人体气血循环加速，消除瘀阻，调节脏腑功能；

（3）温补益气、回阳固脱，能使人阳气足，精血充沛，增强人体各系统机能的作用；

（4）预防疾病，强身健体，能够刺激人体穴位，激发阳气，增强免疫力，提高抗病能力，起到保健的作用。

需要注意的是，在进行温灸前，要了解自己的身体情况并咨询专业医生的建议，以确保安全和有效性。

第三章

漫 漫 求 子

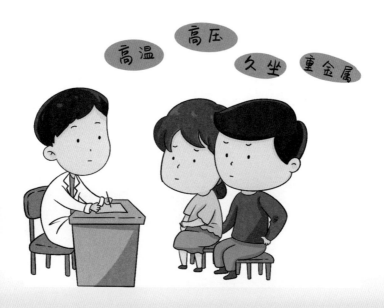

小故事一

　　门诊中有不少忙忙碌碌的事业女性，有着朦胧的备孕意识，但没有详细的计划也没有得到充分休息。因此在孕期感染了疾病时，不得不面临两难抉择，或是直接在遭受胎停打击时，才猛然意识到孕前准备的重要性。

　　健康宝宝是赐给有准备的宝爸、宝妈们的，准备的周期是3～6个月，在此期间认真调整生活、工作，做好优生优育检测，才符合真正的备孕要求。

一 / 一位宝妈的备孕经验

　　备孕是一件需要谨慎对待的事情，即使有所目标和计划，也不能掉以轻心。我的备孕经历也是从最初的毫不在意，到佛系备孕，再到认真备孕的过程中逐渐加深了解这个领域。尽管已经规划好要在30岁之前要一个宝宝，但当进入备孕阶段，才发现有很多大大小小的问题需要我关注和处理。

　　一开始，我认为，"备孕"就是"不避孕"。就在这样佛系的心态中，第3个月发现中了。

　　那时恰好老公工作调整，离家更近了一些，没有任何刻意的准备，我就测出怀孕了。但这个阶段里，我们经历了重新找房子、搬家等，没有好好休息，直到验孕纸上出现两条杠，我才发现自己怀孕了。一开始，我跟老公都很开心。

　　家庭稳定了，房子也搬好了，终于可以迎接新生命了，生活对我而言充满了希望。但是，在孕4周的时候，我脸上长了一些红色小疹子，并且有发热症状，一开始以为是过敏症状，也没有重视。可是，这种小疹子长了一周，并没有消退，我有点慌了，通过检查，发现自己感染了水痘病毒。

　　不知道在哪个环节感染了这种病毒，但是妇产科医生说，水痘病毒有着很高的致畸率。这让我和我老公一下慌了神，不知该如何是好。不幸中的万幸，身体做出了自然选择，等了一周，胚胎被自然淘汰——自然流产。

　　这次备孕经历，让我好好反省了一下，不考虑好怀孕时机、身体因素和近期规划，盲目备孕，就是不拿自己的身体和孩子当回事。

　　因此，再次准备怀孕前，我开始谨慎地挑选时机，重新审视自己的生活和规划。在研究了科学备孕有关方面的知识后，开始记录经期、粗算排卵期，备了3个月，又中了！孕6周去做B超，看到胚胎、胚芽、卵黄囊，就是没有胎心（一般孕8周出现），当时也没当回事，就回家躺着养胎。

再等半个月后复诊，做B超才发现已经胎停，而且就是停在孕6周。没有自然流产的迹象，安排了人工流产。因为是第二次胎停，为了保险起见，将胚胎送检。检查结果是偶发胎停现象，胚胎质量不好而被自然淘汰了。

连续2次胎停，我有点被打击到了，才发现怀个孕原来没那么容易的，需要天时地利人和。之后3个月，我们制定了一整套生活习惯改良计划，从作息、饮食、健身、心态等方方面面做了调整。

1. 养成规律的作息。再一次备孕期间，我和老公开始每晚10时前入睡，早晨7时半起床，并改变了不健康的外卖饮食习惯，自己在家做清淡健康的荤素水果搭配餐，确保营养均衡。

2. 养成良好的生活和工作习惯。合理分配时间和精力，设置优先级和目标，可以更有效率地完成任务。避免过度加班和疲劳，保证充足休息也是非常重要的。我和老公还会参加一些社交和娱乐活动，放松身心，减轻压力。

3. 调整身体状态。作息规律了，生活习惯、工作习惯也变好了，就会有更多精力关注自己的身体状态。调整过程中，我们增加了健身时间，我还给自己安排了每周3次的按摩，体重持续下降的同时，能明显得感觉到身体状态越来越好了，精神面貌也越来越佳。坚持3个月，就会带来特别明显的效果。

4. 保持良好心态。生活规律后，保持良好心态也很重要。之前有过两次胎停，心理上说没有压力是不可能的。还好我的老公还比较支持我，也一直在安慰我，说我们都还年轻，今年怀不上，就明年怀，我也不断调整自己的心态，思想压力也少了不少。

5. 提前规划。备孕这件事一定要做好前期规划，要有相对稳定的生活环境、经济压力也不能太大、工作事业合理规划、把生育对工作事业影响降到最低。在这个基础上备孕，无论在经济上还是心理上，都会为宝宝的降临做好充分准备。

总的来说，准备怀孕是一项长期的任务，可不是"想佛就佛"的，分享我备孕以来的心得体会，希望能帮到每一个"准妈妈"。

二

艰辛又坚持的中年好"孕"

生育年龄对夫妻的身体健康和孕育成功率都是至关重要的。虽然具体生育时间因人而异，但统计数据表明，女性最佳生育年龄在23岁至30岁之间，男性最佳生育年龄则为25～38岁。这个年龄范围内，女性卵巢功能较好，卵子数量和质量都比较高，并且怀孕后并发症的风险相对较低。最佳生育年龄的男性精子的健康水平也较高，精子数量和活力也更加强大，有助于提高受孕成功率和优生率。

超过35岁的女性则被称为高龄产妇，怀孕及分娩的风险会相应增加，高龄产妇妊娠期并发症，如妊高征、糖尿病等的发病率也更高。而随着男性年龄的增长，精子的质量和数量也会逐渐下降，也增加了孕育上的不确定性。

从外界因素来看，生殖器官感染是影响男性精子质量的主要原因之一。附睾炎、精囊炎等生殖器官炎症可以导致精液成分异常，影响精子生成和质量。此外，感冒、病毒感染以及压力等因素也都可能会影响男性精子的质量和数量，甚至导致不育问题。从男性自身的发育来看，随着时间的推移，衰老会导致男性睾丸功能下降，使精液中的酸碱度和酶含量发生变化，影响精子质量。

而在现实生活中，经常听到20多岁的年轻人抱怨，压力太大了连自己都养不活，怎么敢要孩子！

也经常看到40多岁事业有成、四处寻方、求药求子、心急火燎的一群中年人。错过了最佳生育期，中年求子路该怎么走？应该注意哪些事项呢？有这五个方面的建议。

1. 医学检查

男方检查：包括精液分析、精子形态学检查、精子DNA碎片率等，以确定其生育能力是否正常。如存在异常状况应及时就医治疗。

女方检查：检查卵巢功能、荷尔蒙水平、输卵管通畅度等指标，若存在异常情况也需要及时就医治疗。

2. 日常习惯和饮食

控制饮食并健康饮食，摄入足够的营养，尽量避免过度减肥或者暴饮暴食的行为。

加强锻炼身体，增强体质，注意避免剧烈运动和过度疲劳。

3. 心理上的准备

通过适当的放松方式，促进机体新陈代谢和气血流通，释放负面情绪，保持愉悦的心情。

4. 不要忽视治疗慢性疾病

充分了解既往病史，及时治疗慢性病，如糖尿病、甲亢等会对怀孕产生不利影响的疾病，以提高胎儿的健康成长率并减少流产风险。

5. 性生活与排卵期管理

把握好女方排卵期，合理进行性生活，尤其是在排卵期内适当增加性生活的频次，以提高受孕概率。

最后，多次尝试但却无法自然受孕的中年夫妻，可以通过专业医生的帮助，采用人工授精、试管婴儿等手段，迎来新的生命。

重视HPV预防，为生殖健康保驾护航

一位35岁的男性，最近发现身体不适，于是前往男科进行检查，结果显示其HPV检测为阳性。门诊医生让其放心，HPV阳性通过治疗是可以转阴的。一起了解一下HPV的危害与防治吧。

1. 男性感染HPV会引起什么疾病

大多数男性感染HPV后没有任何症状，往往自然消失而无须治疗。但是，一些持续感染的男性可能会出现生殖器疣，常见于龟头、阴茎、阴囊和肛门附近，表现为肉色或灰色突起皮损，给男性的生活带来了不便。HPV（高危）持续感染可导致某些类型的癌症，因此如果男性在阴茎、阴囊、肛门、口腔或喉咙出现了任何新的或不寻常的疣，或异常增生、肿块、溃疡，应该及时去往医院就诊。

此外，男性还可能通过性接触将HPV传染给女性，使女性增加患上宫颈癌等恶性肿瘤的风险。在女性怀孕时，如果产道感染HPV，也可能会通过胎盘传递感染给胎儿，引起生殖道疣和新生儿咽喉部乳头状瘤。

2. HPV的传染途径

HPV主要通过性接触来传播，是尖锐湿疣和宫颈癌等生殖系统疾病的常见病因。具体来说，感染HPV的主要途径是与患有HPV的感染者进行性接触。在性行为中，尖锐湿疣患者身上生长的尖锐湿疣疣体是突出皮肤表面的，且十分脆弱，即使轻微摩擦也可能破损，进而使得感染轻易发生。

此外，HPV还能通过密切接触和间接接触传播。密切接触指的是与患有HPV的个体共享私人物品、生活设施或较长时间的亲密接触等方式。相比之下，间接接触要更加常见，该方式主要发生在当尖锐湿疣患者的疣体破损时，里面的脓液将会外渗。这样一来，带有HPV病毒的脓液沾染到其他物品上，就很容易形成新的传染源，增加其他人感染的风险。

母婴传播也是HPV感染的一种途径，如果产妇在分娩中感染HPV，然后将其传染给新生儿，胎儿可能会在上呼吸道或喉部出现相应病变，但这种情况较为罕见，剖宫产可减少此风险。

3. HPV 的防治

如果出现尖锐湿疣的症状，治疗的措施主要包括去除疣体和防止疣体复发这两个方面。然而，需要注意的是，一般采用的物理疗法，如手术、激光和冷冻等，仅能去除表面看得见的疣体，却不能根除皮下潜伏的病毒，容易导致疣体复发或扩散。

为了更好地治疗尖锐湿疣，综合治疗可以达到根治的效果。除了手术和物理疗法外，药物疗法也是重要的治疗手段。常用的药物包括外用药、口服药和局部注射药物等。其中，注射干扰素可以增强免疫功能，帮助消灭病毒，因此，在治疗尖锐湿疣中很受欢迎。

除了确保治疗效果外，防止疣体复发同样至关重要。要做到这一点，需要注意保持基本的卫生习惯，包括勤洗澡、勤换衣物、不与他人共用个人物品等。提高自身免疫力，保持健康饮食、合理运动和良好的生活习惯。

此外，还可以采用中药内服加外用的方法，中医中药清热解毒、活血化瘀、扶正祛邪、培元固本、内外结合调理，增强体内正气，排出体内毒邪，对治疗无症状性HPV阳性效果显著。

四 正确对待衣原体和支原体感染

在日常生活中，支原体和衣原体感染是比较普遍的性传播疾病之一。由于其具有难以检测、假阴性率高以及易反复等特点，为临床诊治带来了不小的困难。许多人一旦被检测出支原体或衣原体阳性，就会认为自己患上了性病，心情焦虑，觉得面子上无光。实际上，这种想法是错误的。

正确对待衣原体和支原体感染是很重要的。什么是衣原体和支原体呢？它们都是可以引起疾病的微生物。衣原体是广泛存在于自然界中的一类微生物，包括肺炎衣原体、鹦鹉热衣原体、沙眼衣原体和牛衣原体。支原体也是一类致病微生物，包括肺炎支原体、人型支原体、解脲支原体以及生殖器支原体4种。除肺炎支原体外，其他支原体都与泌尿生殖道感染有关。

那么，衣原体和支原体感染的危害是什么呢？

1. 男性感染支原体、衣原体症状

容易发生前列腺炎、附睾炎等，感染后会导致部分腺体分泌物增加、局部渗出物增多，引起输精管梗阻而导致无精症；影响精子的活力和动力，致使精子质量低下，死亡精子数目增加。

2. 女性感染支原体、衣原体症状

女性感染的初期，一般会侵犯阴道、宫颈。这些器官发生炎症反应，致使分泌物增多，白带有异常气味；继续感染可能会引起子宫内膜炎症，输卵管纤毛肿胀，造成这些器官的生理功能受损，直接影响精卵结合。即使怀孕也很容易导致胚胎夭折、自然流产、低出生体重儿等。女性感染人型支原体，还会引起肾盂肾炎、盆腔炎、非淋球菌尿道炎等疾病。

其临床表现主要为：

（1）衣原体感染是以白带增多、分泌物增加、下腹部不适、性交痛等为主要表现的炎症性疾病。由衣原体引起的生殖道感染在妇女中发生率较高，约占所有感染的50%以上。同时，男性也可能受到衣原体感染的影响，主要表现为尿道刺痛、尿频、尿急等症状。值得注意的是，如果衣原体感染未被及时发现和治疗，会出现慢性盆腔炎、输卵管阻塞、不孕不育等严重后果。

（2）支原体感染可表现为肺炎、结膜炎、淋巴滤泡体炎、尿道炎、盆腔炎、附件炎等各种不同的炎症性疾病，其中人类生殖道解脲支原体（uu）和生殖器支原体（MG）是与性传播相关的2种主要类型。在男性中，支原体感染可以引起前列腺炎、尿道炎等泌尿生殖系统感染，表现为尿频、尿急、尿痛等症状。在女性中，支原体感染容易引起阴道炎、宫颈炎、盆腔炎等炎症，表现为白带增多、下腹部不适、月经不调等症状。

在怀疑自己有以上症状时，可以采取阴道或尿道分泌物做检查，同时进行药敏试验。在治疗上，可以采取抗生素治疗针对性用药，也可以通过中医治疗，支原体、衣原体生殖系统感染属于中医"热淋病"的范畴，通过相关的症状进行辨证论治，对支原体、衣原体感染均有很好的疗效。

 小贴士

预防衣原体或支原体感染应采取以下措施。

1. 注意个人卫生，避免共用毛巾、衣物、洁具等，尽可能减少夫妻之间的交叉感染。

2. 平时注意性健康，并定期体检进行筛查。有性行为的建议每年进行一次衣原体或支原体感染筛查。

3. 保持健康饮食和适当的运动量，增强身体的免疫功能，降低感染风险。

五 / **哪些职业容易患不育症**

不孕不育问题已经成为当今社会的普遍难题。在许多生殖医学专家门诊中，每天都有大量的患者前来咨询不孕不育问题。其中，不少患者的职业背景引起了医生们的注意，其实，不育症与职业确实存在一定的联系（图3-1）。

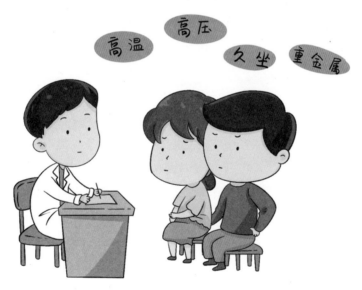

图3-1　导致不孕不育的因素

据临床实践和统计分析，某些职业的从业者更容易患上不孕不育症。

1. 化学及辐射相关职业

在实验室、医院等行业从事与化学或辐射有关的岗位，油漆工、装修工、建筑工和印刷工等化工行业从业者，长期接触含有苯、二硫化碳和甲醛等有机溶剂，对男性生殖系统有明显毒性作用，也因此增加了不育风险。从事这一职业的男性应该高度重视个人防护措施，定期进行体检和检查，以便及时发现并解决潜在的健康问题。日常工作中要戴好个人防护用品，减少暴露在危险环境中的时间，减轻职业对生殖健康的影响。在备孕前最好脱离工作环境一段时间再要宝宝。

2. 高温高压环境职业

钢铁、机械制造、玻璃等行业中的冶金工人、玻璃工人等，经常面临高温高压、噪声污染等有害条件，长期接触这些环境，会使身体处于亚健康状态，从而影响生育能力。建议这些从业者使用防护设备，降低工作强度与频率。此外，要注意生活规律，进行锻炼增加身体素质，这样才能够更好地抵抗有害环境。

3. 司机、程序员等长期处于保持坐姿的职业

长期久坐可能会损害男性生殖功能，主要原因是阴囊温度升高。睾丸理想温度较核心体温（36.9℃）低，这是维持正常生精过程和精子参数的基本条件。由于司机和程序员在日常工作中要一直坐着，精神高度紧张、阴部长期受热，再加上营养失调、吸入有害废气等因素，从而导致这类人员精子质量低下或性功能失常，所以，从事这一行业的男性最好穿着宽松、棉质的内裤，注意通风、避免久坐、不要憋尿，工作一段时间就要起身活动一下。

4. 其他职业

研究发现，铅、汞、铝、铜、铬、锰等重金属会危害男性生殖系统，所以经常接触重金属的人，如蓄电池厂和使用电焊作业的工人要注意；睾丸对放射线很敏感，放射线能促使睾丸精曲小管蜕变萎缩，令各级生

精细胞受到损害。因此，长期接触射线者，要尽量做好防护措施，怀孕前做个全面体检。

小贴士

　　从事易患不育症职业的朋友们，在备孕前要进行全面的检查，并向专业医生寻求优生优育的指导。这样可以使夫妻双方了解自身的健康状况和相关的高危因素，掌握怀孕前需要注意的问题，减少流产、妊娠期并发症以及怀孕产妇死亡等风险，为母婴健康提供保障。

六 / 男女需要同诊同治的疾病有哪些

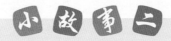

小张和小李是一对已婚夫妇，最近发现在同房后出现了不适的症状。经过检查，两人被诊断出患有生殖系统的衣原体感染。根据这一情况，医生建议两人进行夫妻同诊同治，减少性生活频率，严格按照药物使用方案进行治疗，注意个人卫生和清洁，避免二次感染或交叉感染。

在经历了一段时间的治疗和休养，小张和小李成功摆脱了衣原体感染，在检查结果中显示完全治愈。

男女同诊同治的疾病主要有5种。

1. 不育不孕症

不育不孕症是夫妻双方必须共同面对的问题。很多情况下，由于男性羞耻或其他原因，倾向于让女性一方就诊服药，导致生育时机的延误或根本就找不到病因。初诊时就应该让男女双方共同前往医院就诊，全面了解各自的身体情况，找出问题所在。实际上以男性为主要检查对象的常规检查较简便。此外，女性往往更渴望孩子，承受的压力也比男性重，男方此时的主动检查和配合可以有效减轻女方的心理压力，增进夫妻感情，为迎来好"孕"奠定感情基础。

2. 性功能障碍

男性性功能障碍常表现为阳痿、早泄、射精无力等。正常的性生活可以带给双方身心愉悦，有益于家庭生活。虽然治疗性功能障碍被认为是男人的责任，但女性也扮演着非常重要的角色。女性在治疗过程中应积极配合男性治疗，并根据医生的指导协助缓解男性的紧张与恐惧心理。同时，男女双方都应该接受相关的性知识、性心理教育，消除各种疑惑、紧张和焦虑，建立信心，重建正常的射精反应。如果女性自身存在生理或心理问题，也会对男性性功能障碍的治疗造成影响。在治疗期间，女性也需要关注自身健康，及时发现并处理自身存在的问题。最后提醒，夫妻在治疗期间应相互支持和尊重，共同参与治疗，加强彼此之间的沟通与协调，以实现更好的治疗效果。

3. 非淋菌性尿道炎（解脲支原体或沙眼衣原体阳性，也属于性病范畴）

解脲支原体或沙眼衣原体是常见的人类泌尿生殖道病原体之一，可以引起非淋菌性尿道炎和其他感染。这种疾病可以通过性接触传播，感染后可出现尿道炎症状，并继发前列腺炎等。甚至可使精液质量受影响，引起不育。为了避免交叉感染，有性生活的男女双方都应同时接受治疗。正确使用安全套、保持个人卫生等。

4. 当男性患有龟头炎、附睾炎、睾丸炎等时

如果夫妻中的男性患有泌尿生殖系统疾病，治疗时只有男方参与，则可能会反复发作，难以根治。女性也应该前往医院进行检查，这样可以及早发现疾病并及时进行治疗，以确保达到更好的治疗效果。

5.性病（拓展）

夫妻双方中只要一方患有通过性行为传播的疾病，另一方即使没有症状也很可能已经被感染了细菌或病毒。如果不坚持夫妻同治，很容易导致治疗期间的交叉感染，从而导致治疗效果的不彻底甚至久治不愈。

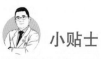 **小贴士**

除了这些疾病夫妻同诊同治之外，平时也应注意个人卫生，戒绝不洁性行为。如若发现出现下尿路症状，应及时就医，并在医生指导下用药。最后也提醒大家，务必避免使用一些没有保障的广告宣传中的所谓"灵丹妙药"，以免拖延病情，造成更大的危害。

七 不要盲目相信"精确排卵期"

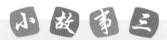

小明和小红是一对备孕夫妇，为了提高受孕率，夫妻俩使用排卵试纸、每日测量基础体温，并在排卵期时进行频繁的性行为，但却一直未有收获。

在排卵期进行性生活就一定能提高受孕的概率吗？答案是否定的。从医学的角度来分析，有以下几个原因：

（1）女性的生理周期复杂而又多变，排卵期也不例外。虽然一般情况下每个月女性大约在月经的14天后会进入排卵期，但是受到生活习惯、环境变化、情绪波动等因素的影响，每位女性的排卵周期都可能有所不同。用测量基础体温和排卵试纸来计算排卵期的方法，并不能保证其精准测量，俗称"测不准原理"。

（2）精神状态的波动对女性的生理周期有很大的影响，排卵出现变化时常发生。即使夫妻在测定排卵周期时采取了最科学的方法，但如果女性处于极度的情绪紧张、焦虑或压力过大状态下，"精神一紧绷，卵子去无踪"，精神紧张，内分泌失调都会造成排卵延后。

（3）"养精蓄锐"的误区。过度关注排卵期，为了受孕，男性如果追求"养精蓄锐"，不仅不会提高生育能力，反而会影响精子的代谢和质量，从而降低受孕率。正确的做法是注意营养均衡、合理饮食，多参加一些适合自己的体育运动和户外活动，同时避免吸烟、饮酒和暴饮暴食等不良生活习惯，保持适度的性生活频率。

（4）过度重视排卵期而带来的心理压力。只盯住排卵期进行性生活，尝试多次后，会对夫妻双方带来较大的心理压力。反复失败，增加挫败感，这种心理压力甚至可能会造成男方阳痿，就得不偿失了。

女性每个月一般只排1枚卵子，而精子相对会存活更久。精子在阴道内平均能够存活3个小时，在宫颈内最长能够存活4～5天，在输卵管内能存活1～2天。正常男性每天都在生成大量的精子，因此没有必要过度养精蓄锐，也不需要特别选在排卵期同房。实际上，合适的性生活频率，注意保持良好的健康状况和心态，正确认识生育问题，避免过度焦虑和压力等，才是提高受孕率的重要因素之一。如果夫妻长期未能成功怀孕，建议前往正规医院进行检查和治疗，以了解潜在的生育障碍因素，并得到专业的指导和帮助。

 小贴士

如何更科学地备孕呢？

1. 进行孕前专业检查

夫妻双方应该进行全面的孕前检查，包括身体健康状况、生殖系统、遗传因素等方面，确保双方"原材料"没问题。

2. 合理性生活

不需要过于关注排卵期，每周2～4次合理性生活即可。因为精子能在女方生殖道存活3～5天，2～4次的性生活能保证生殖道内始终有存活的精子。只要卵子一出动，就能被"俘获"。同时，也应避免频繁同房造成精子数量和质量下降。

3. 心理调适

备孕期间压力大、情绪波动或者焦虑情况会影响受孕效果，建议通过社交、旅游、读书等方式进行心理疏导，以达到放松身心，保持积极心态。

4. 咨询生殖专家门诊

不要盲目相信网络广告等信息，科学对待。
放松心情，顺其自然，美好的事情正在发生，好"孕"自然就会降临。

第四章

终 得 好 "孕"

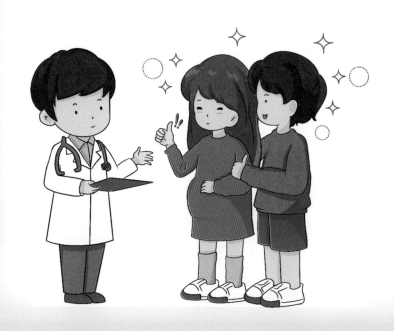

一 古人在优生优育实践上的智慧探索

生育是男女双方共同完成的，就像种子和土壤有着相互作用，此外环境也起着非常重要的作用，这3个因素缺一不可。从现代医学角度来看，女性生育的基本过程包括排卵、受精、着床和妊娠。每个月，女性排卵期间释放一至两个成熟卵子，等待与精子结合。在受精过程中，精子进入女性体内，并与卵子结合形成受精卵。受精卵然后移行到子宫，并在子宫内壁着床，开始快速分裂成胚胎。如果一切顺利，胚胎会逐渐发育成为胎儿，并最终诞生一个新生儿。

男性在生育过程中的角色同样至关重要，产生并输送健康的精子以供受精使用。男性精子数量、活力和形态是评估精子质量的重要指标。较高的精子数量增加了受孕机会，而精子的活力则决定了其游动能力和受精能力，形态正常的精子更容易成功地与卵子结合。

除了男女双方的生理因素，环境也对生育起着重要作用。良好的生活环境和健康的生活方式对于优生优育至关重要。包括饮食均衡、适度运动、减少压力以及避免接触有害化学物质等。生育是一个复杂而神奇的过程，男女双方共同努力，并关注生活环境的改善，才能实现优生优育的目标。

那么，古人对优生优育有哪些认识呢？

在生理方面，《黄帝内经·素问》："女子二七……月事以时下，故有子""男子二八……精气溢泄，阴阳和，故能有子""两神相搏，合而成形";《灵枢·经脉篇》："人始生，先成精，精成而脑髓生，骨为干，脉为营，筋为刚，肉为墙，皮肤坚而毛发长"。很早就提出了月经、精子的产生。

提出了近亲不宜结婚:《左传》有言"男女同姓，其生不蕃"，禁止直系血亲和三代之内的旁系血亲结婚。

护胎方面:《逐月养胎法》"妊一月，名胎胚，饮食精熟，血行痞涩，不为力事，寐必安静，无令恐者；妊二月，居必静处，男子勿劳；妊三四月，当静形体，和心志，节饮食；妊五月，卧必晏起，沐浴浣衣，毋太大饥，毋甚饱，毋食干燥；妊六月，身欲微劳，毋太饱；妊七月，动作屈伸，以运血气，居处必燥，无薄衣，无洗浴，无寒冷；妊八月，和心静息，无使气极；妊九月，无处湿冷，无着炙衣。"分别提出了妊娠后不同月份应该注意的事项。

优生优育，古人又是怎样做的呢？

（1）提倡"晚婚晚育"。《妇科心法要诀·嗣育门》中道："男子十六而精通，必待三十而娶，女子十四而天癸至，必待二十而嫁者，皆欲阴阳先实。然后交而孕，孕而育，育而其子必坚长寿也。"这段话的意思是，男性在16岁已发育，但最好在30岁之后结婚，女性在14岁时发育，也最好在20岁之后结婚。当男性具备了成熟和稳定的条件，并且女性到了生育的合适年龄，才能够阴阳相合，孕育出健康的子嗣。在清朝，人们就已经意识到晚婚晚育对提高人口素质的重要性，在一些上层社会或文化人士中，这一理念得到了一定程度的认同和倡导。这在封建社会而言，也是非常可贵的。

（2）寡欲而求子。明代医学家万全在他的文章中提到了"清心寡欲"对男性精子质量的重要性。现代医学也认为，夫妻性生活频繁会影响丈夫精子的质量，并可能对下一代的质量造成影响。因此，丈夫在保持清心寡欲后再进行性行为，有利于实现优质受孕。此外，妻子保持平和的心态，不发脾气，有助于保证体内气血充足，更容易怀上健康的宝宝。明代医学家张景岳也指出，"求子者必先求其母"，他认为，母亲的体质要平和，血气通畅，心理状态良好，待人接物开朗乐观，这样她所抚养和教育出来的孩子也必然会身心健康。

（3）注重胎教。《医心方》中讲到了很多"胎教"的内容：女子在受孕后，要多行善事，不要看不好的事物，不要听不好的声音，不能淫欲，不能咒骂他人，不能过于劳倦，不能进食过冷过热过酸及滑腻的食物，不能登高，不临深渊，不能急行，不能随意服药，不能针灸，需要端心正念，这就是所谓的"胎教"。总而言之，在怀孕期间，注重"胎教"意味着孕妇需要在心理、行为和饮食等方面更加关注自己和未出生的宝宝。

关于优生优育，古人也形成了一套系统理论，男女双方应在智力、体力和情绪最佳状态下选择怀孕时机。一旦怀孕，需要稳定情绪，保持愉快的心情，并遵循有规律的生活方式。古人的智慧即使是放在现在，也有很多借鉴意义。

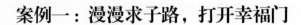

案例一：漫漫求子路，打开幸福门

2021年6月14日，41岁的顾先生首次前往上海市第七人民医院的男科门诊就医，他和妻子6年未避孕未育，已经是问了不少医院，但却始终没有效果。经过初步询问病情，医生发现顾先生的精液分析结果显示精子密度波动在 $50 \times 10^6/mL$ 左右，精子活动率约为40%，正常形态精子百分率为1%。体格检查并未发现明显异常，然而，根据生殖专家医生经验，仍需进一步查明畸精、弱精的原因。

医生向顾先生和他的妻子详细解释了精子密度、活动率以及正常精子百分率的含义，并强调了精子质量对于成功怀孕的重要性。经实验室检查，顾先生精浆生化中精浆锌低于正常值，DNA碎片率45%。

医生分析病情后，经过辨证，认为顾先生属于无子病中的脾肾亏虚证，该病病位在脾肾，据此，治疗重点应该是补益脾肾功能。

医生给出了中西结合的治疗方案。中药主要包括参苓白术散合五子衍宗丸，并针对顾先生的具体情况进行了一些调整。此外，医生还建议顾先生在饮食上注重摄入富含锌的食物，如适量食用河鲜、海鲜等。参苓白术散是中药的主要组成部分，具有补益脾肾、健脾消湿的功效，可以调节体内的阴阳平衡，增强脾肾功能，从而改善顾先生的亏虚状况。五子衍宗丸在补肾健脾方面也有很好的疗效。

在治疗过程中，顾先生由于忙碌的工作和频繁的社交应酬，烟酒有时也难以避免。针对这一情况，医生多次嘱咐，强调了禁止烟酒的必要性。顾先生表示会推掉一切应酬，专心备孕。

经过半年的精心治疗，顾先生的病情在医生的专业指导下取得了可喜的结果。正常形态精子百分率从最初的仅有微乎其微的数值上升到了令人欣喜的6%。更令人鼓舞的是，经过不懈努力，顾先生的精子DNA碎片率也

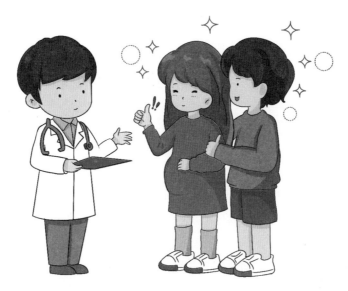

图4-1　终得好"孕"

下降到了15%，这是一个里程碑式的突破。

同年12月，顾先生满怀喜悦地向医生报喜，妻子已经成功怀孕！这个喜讯如同一束温暖的阳光洒在了顾夫妇的生活中（图4-1）。

这个结果的取得离不开顾先生的坚持和付出，在整个治疗过程中，顾先生十分相信医生的专业指导，按时服用中药和西药，调整自己的生活方式，改变了原有的不健康生活习惯，为成功备孕创造了坚实基础。

通过以上案例总结指出，精子DNA作为遗传信息的载体，其完整性直接影响男性的生育能力。异常的精子DNA可能导致男性不育、习惯性自然流产以及辅助生殖技术治疗失败等情况，这引起了越来越多男科医师对于精子DNA碎片率检查的重视。对于精子DNA损伤的研究，现代医学认为其病因和机制十分复杂，并且目前尚未有统一的诊断和治疗方案。在临床实践中，常用的方法包括使用抗氧化剂、抗生素等药物治疗，但效果并不理想。虽然在传统中医中没有具体的命名为"精子DNA损伤性不育"的疾病，但根据该病的临床特征可以将其归入"无子""绝孕""不育"的范畴，中医中药疗法在处理此类问题上显示出良好的效果。治疗过程中综合考虑不同患者在各种细节上的调控，同时监督患者坚持治疗，才能取得最佳的效果，为不孕不育夫妻带来孕育新生命的希望，实现生命的奇迹。

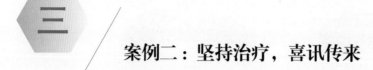

案例二：坚持治疗，喜讯传来

本案例患者由上海市第七人民医院男科主任孙建明医生医治，并成功迎接新生命。

在一次门诊看诊中，孙医生忽然想起，"小田有个把月没来配药了，打个电话问问是咋回事。"助手联系上患者后，小田特意通过微信传达喜讯，在坚持治疗下，他的妻子在上个月终于出现了"两条杠"——他们不孕不育的难题，终于被破解了！

原来，小田和他的妻子结婚多年，一直期盼着能有一个健康可爱的孩子。然而，经过多次尝试自然受孕和其他医疗方式，仍然没有成功，长时间的不孕不育让小田陷入了沮丧和无助之中。在不孕不育专家门诊，小田夫妇接受了一系列全面的身体检查，在找到不孕不育的原因后，医生根据他们的具体情况，设计了一套个性化的治疗方案。

治疗期间，医生不仅提供了专业的医疗指导，还给予了夫妻俩充分的心理支持。按照治疗计划，小田夫妇按时服药、定期复诊，并严格按照医嘱进行调理和用药。医生用专业知识和经验，以及中医的独特治疗方法，为破解小田的生育难题打开了新的突破口。

小田，男，34岁，2020年3月8日初次就诊。

首诊情况：

主诉：婚后4年未避孕未育。

症见：精神欠佳，面色萎黄，食少便溏，小便清长，夜寐安，舌边齿痕，舌质红苔薄白，脉濡数。其妻子检查全面，均未发现异常。

体格检查：阴毛呈男性成人分布，阴茎发育正常；双侧睾丸均15～16 mL，质地韧，无触痛；双侧附睾无结节，无触痛；双侧输精管存在，光滑、无结节。

精液检查：精子浓度为 $10.12 \times 10^6/mL$；A+B级精子：30.53%，活动率：45.7%；正常形态：8%；其他指标正常。

诊断：西医诊断为男性不育症（少精症）；中医诊断为无子（脾肾两虚证）。

医生根据这一情况，拟定了补肾健脾的治疗原则，采用参苓白术散合五子衍宗丸加味的方药。治疗方案是每日服用一剂该方药，水煎取汁 400 mL，分早、晚饭后温服，连续使用14天。这个方案有助于调理肾气、脾气，提高精子质量和数量。

小田按照医生的药方，坚持服用，定期检查，并与医生沟通交流自己的身体情况。医生也按照小田的情况，辨证论治，不断适应其身体的变化来调整用药，但是几次复查的结果时好时坏，尤其是精子活动率波动较大，小田的心情也因此起伏不定。小田还跟医生透露，经人介绍还想通过辅助生殖的手段来怀上宝宝。但医生对小田的状况充满了信心，并告知小田精子密度有显著提升，这是一个可喜的进步。

医生劝诫小田，精液就像部队一样，精子密度代表部队里的士兵的数量，精子活力代表你部队里的有战斗力的士兵，士兵没战斗力可以培训，士兵人数少就难治。所以治疗精子数量低的情况比精子活力低下更加难治，得坚持治疗半年以上才能看到成效。

在医生的鼓励下，小田坚持服用药物，并遵循医生的建议和指导调整了生活习惯和饮食结构。医生还对小田进行了心理疏导，明确告诉患者并没有必须进行试管婴儿的指征。即使2次因求子心切进行试管辅助生育都失败了，小田还是要打开心结，抛开包袱，配合治疗，恢复自身的生育能力。

经过半年多的治疗，小田在2020年10月底，给医生报来了喜讯，自己的爱人已经成功怀孕，坚持治疗，终于守得云开见月明，迎接了新生命的到来！

案例三：毅力创造奇迹

36岁的小王，已婚8年，为了能孕育一个健康的宝宝，小王和妻子尝试了4年备孕但没有成功。在生殖门诊中，医生对他进行了详细的问诊，并进行了男性生殖系统的身体检查。在检查过程中，医生发现小王的左侧睾丸后方有一个肿块，轻拉有坠胀感。为了获取更多信息，医生安排了睾丸和精索静脉的超声检查，以及精液分析和性激素水平等相关检查。

1周后，小王的检查报告出来了。精液分析显示他患有极重度弱精子症，只有2.17%的活动精子比例，远低于WHO标准要求的50%。此外，超声波检查显示小王左侧精索静脉曲张，与医生的初步判断相一致。基于这些检查结果，医生制定了个性化的治疗计划。

近年来男性不育症发病率逐年升高，其中精索静脉曲张造成的不育在男性不育中占19%～41%，是造成青壮年男性精液质量低下的重要原因。精索静脉曲张会引起睾丸代谢异常，代谢废物难以排出，影响睾丸生精功能，从而造成精液质量的异常。

对于精索静脉曲张患者而言，一旦出现不育或精液质量异常、睾丸缩小、质地变软等症状，在显微镜下精索静脉结扎手术是优选的治疗方法。与传统的精索静脉高位结扎术相比，显微镜下精索静脉低位结扎术是目前最先进的手术方式之一，医生能够清晰地观察和处理每一根精索内的静脉，在精确的视野中完全结扎病变的静脉，同时有效保护动脉和淋巴管，降低阴囊水肿等并发症风险，具有创伤小、恢复快、并发症少等特点。

在征得小王的同意后，医生安排了显微镜下精索静脉低位结扎手术，并向小王详细解释了病情和手术方式，在小王的充分理解下，确定了手术日期。

在显微镜下进行的精索静脉结扎手术非常顺利，整个手术时间只耗费了一个小时左右。手术当天，小王回到病房休息。第二天就能下床活动，术后第三天，在医生检查并交代了术后的注意事项后，小王顺利出院。3个月后，小王到门诊进行精液质量复查，发现精子数量和活动率有明显的改善，特别是活动率增加了10多倍，达到了24.7%。

继续根据小王的病情，医生还制定了术后中药方案，通过活血生精法来提高术后精液质量。经过6个多月的调理，小王再次复查精液，发现精液质量已完全正常，其中精子活率达到了68.1%，为小王夫妇顺利好"孕"扫清了障碍。今年3月初，小王夫妻顺利生下一个健康的宝宝，还带着宝宝的照片来到门诊，这次可不是为了看病，而是亲自前来向医生们道谢。

在男科、生殖门诊，这样的故事数不胜数，希冀在不孕不育专业医生的精确诊断、有效治疗和悉心关怀下，能为更多的家庭带来幸福和希望。